救急救命士のための
想定訓練シナリオ集

国家試験想定問題をシミュレーションする 第2版

田中秀治 医学監修
国士舘大学大学院救急システム研究科科長・教授

髙橋宏幸 著
国士舘大学体育学部スポーツ医科学科准教授

H 晴れ書房

第2版 はじめに

　高度なプレホスピタルケアを実践する医療従事者としての救急救命士が誕生して30年が経過した。特に，2004年（平成16年）以降この17年で，救急救命士の処置範囲は急速に拡大し，気管挿管，アドレナリン投与と二次救命処置の拡大が行われた。さらに，2014年（平成26年）からは，非心肺停止傷病者への輸液（ブドウ糖溶液を含む）や血糖値の測定実施が開始された。また，2021年（令和3年）の10月には30年ぶりに救急救命士法が改正され，救急救命士が病院内で救急救命処置を行うことができるようになってきた。

　それまで救急救命士の処置は心肺停止傷病者への処置のみであったものが，非心肺停止傷病者に薬剤投与対象が拡大され，心原性を除くあらゆるショックへの輸液による蘇生，低血糖などで意識障害を伴う傷病者への静脈路確保がこれまで以上に行われるようになった。今後病院内で活躍するとなるとさらなる知識や技術が求められる。

　しかし，一方で処置の場所や処置範囲が拡大するということは，現場処置時間が延伸し，救急救命士が行うべき鑑別診断はさらに広がり，これまでにない桁違いの深い医学的知識や技術が求められることになる。2021年（令和3年）からは救急救命士の活動が病院前から病院の救急外来へと拡大し，病院内ではより深い病態への理解と迅速な処置が必要とされる。

　全国の45か所ある民間救急救命士養成施設では，年間1,500人近くの救急救命士をめざす学生が養成されている。これまでと違って消防組織の現場経験を経ずに国家試験を受験するのが救急救命士養成の主流となってきている。そのような若者の現場経験を補うものの1つが現場を模したシミュレーション教育である。救急救命士養成施設では，各施設で技能評価が行われている。生徒を優秀な救急救命士として輩出するためには，より実践的なシミュレーション教育が必須である。現場での病態を理解しつつ，傷病者の背景・現在の状態を把握するために，医療人としての救急救命士教育がいま必要とされている。

　救急救命士法第34条第1号，第2号及び，第4号には「救急救命士として必要な知識及び技能を修得したもの」と国家試験の受験資格について明記されているが，評価型実技試験は行われていない。それを補うものが想定問題である。

　本書では，ますます難しくなる救急救命士の国家試験想定問題に対応すべく，最近の5年間の国家試験想定問題から出題されている問題をベースにして，シナリオベースシミュレーショントレーニングの資料を作成した。救急救命士をめざす学生の実力アップに，また，救急救命士国家試験突破に向けての参考書として活用してもらえれば幸いである。

　本書が将来，国を支える救急救命士を志す若者のための一助となることを希望する。

2021年7月

国士舘大学大学院救急システム研究科科長・教授

田中秀治

■効果的なシミュレーション訓練を実施するポイント

1．可能なかぎり，実際の現場の状況を想定できる訓練会場を設営する。
2．傷病者役には病態に応じてムラージュを施した人やシミュレーション人形を使用し，救助活動に合わせてセッティングする。
3．軽症から重症までの病態を準備し，指導者は実施者のレベルや実施した手技に応じて病態の変化をコントロールする。コントロールする者は，実施者の見えない位置（できれば実施者の後ろ側）でサインやリモコンを使用し，実施者の活動を妨げないように行う。
4．訓練に際して，必要な家族や現場などの関係者，警察官，消防吏員，本部，MC医師，搬送先医療機関を状況に応じて設置し，想定付与者，バイタルサインなどを随時的確にコントロールする者，後にフィードバックを行う者などを，適宜設置する。現場の情報，傷病者の情報（既往歴，服薬歴，主訴，現病歴など）は，できるかぎり関係者から聴取させるように行う。このように，救急活動のシミュレーション訓練は，傷病者や家族とのコミュニケーションスキル，MC医師や搬送先医療機関医師との連絡スキルを統合させて，多角的に，総合的に実施することが非常に重要である。
5．訓練の内容はビデオや記録用紙で活動記録をとり，後にフィードバック（デブリーフィング）を行う。その際，活動の振り返りを行い，改善点や疑問点の抽出を行う。
6．シミュレーション訓練のシナリオは，さまざまな病態を想定する。このときに，同じ症状や主訴でも1つの病態のみでなく，複数の病態を考えさせるように設定し（臨床推論が可能となるように），現場での病歴の聴取や観察所見に基づく病態鑑別能力の向上，また，評価ができるようにする。
7．訓練を担当する者は，病態を把握しフィードバック技法に熟練しておくことが必要であり，実施者のみでなく，実施させる側の者も自身のスキル向上を目的の1つとして一体となり，シミュレーション訓練を行う。

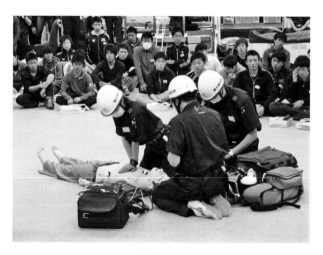

訓練実施例

■本書の特徴と使い方

　本書は，院外心肺停止，外因性疾患，内因性疾患の3つより構成されている。出場指令から現場での状況や所見などの情報，バイタルサインなどを示しながら，どのように対応していくかが順を追ってわかるようになっている。シミュレーション訓練の想定として，下記の項目などが挙げられる。

　　①脳血管障害　　　：脳出血，脳梗塞，くも膜下出血
　　②糖代謝異常　　　：低血糖，高血糖
　　③熱　傷　　　　　：広範囲熱傷
　　④外　傷　　　　　：緊張性気胸，心タンポナーデ，フレイルチェスト，骨盤骨折
　　⑤環境障害　　　　：熱中症，低体温
　　⑥内因性疾患　　　：心筋梗塞，消化管出血
　　⑦心肺停止　　　　：心原性心停止，呼吸原性心停止
　　⑧ショック　　　　：循環血液量減少性ショック，アナフィラキシーショック
　　⑨多数傷病者　　　：大規模災害
　　⑩産科救急疾患　　：児娩出後の性器出血
　　⑪小児救急疾患　　：外傷，窒息
　　⑫高齢者救急疾患：外傷，慢性疾患増悪

　各項目についてシナリオの例を挙げたが，本書では同様の主訴で複数の想定シナリオを用意している。バイタルサインの違いや症状の強さにより，搬送先を変更する基本的な構成になっている。また，今回より観察のポイントや国家試験で頻出する項目をアドバイスとして追記した。これらを参考資料として，国家試験への準備を兼ねた効果的なシミュレーション訓練を実施していただきたい。

■略語一覧

JCS	Japan Coma Scale	ジャパンコーマスケール (3-3-9度方式)
BP	Blood Pressure	血圧
HR	Heart rate	心拍数
VF	Ventricular Fibrillation	心室細動
PEA	Pulseless electrical activity	無脈性電気活動
CPA	Cardiopulmonary arrest	心肺停止
CPR	Cardiopulmonary resuscitation	心肺蘇生 (法)
t-PA	tissue plasminogen activator	組織プラスミノゲン・アクチベータ
ADL	activities of daily living	日常生活動作
VT	ventricular tachycardia	心室頻拍
BVM	Bag valve mask	バッグ・バルブ・マスク
DIC	disseminated intravascular coagulation	播種性血管内凝固症候群
ECG	electrocardiogram	心電図
CPSS	Cincinnati Prehospital Stroke Scale	シンシナティ病院前脳卒中スケール

✒ List of Writers（執筆者一覧） ✒

■医学監修

田中　秀治　　国士舘大学大学院救急システム研究科科長・教授

■執　筆

髙橋　宏幸　　国士舘大学体育学部スポーツ医科学科准教授

■執筆協力（五十音順）

秋濱　裕之　　明治国際医療大学保健医療学部救急救命学科教授
芦沢　猛　　　国士舘大学体育学部スポーツ医科学科准教授

■編集協力（五十音順）

井上　拓訓　　国士舘大学大学院救急システム研究科助手
坂梨　秀地　　国士舘大学大学院救急システム研究科助手
沼田　浩人　　国士舘大学体育学部スポーツ医科学科助手
柳　　聖美　　明治国際医療大学保健医療学部救急救命学科助教

（所属・肩書き等は執筆時のもの）

■□ Contents（目次）□■

院外心肺停止

Scene 1
院外心肺停止
急性心筋梗塞①

▶活動目的
①処置の優先順位を判断できる（バイスタンダー CPR の継続）。
②活動を通じて各処置のプロトコールに従った活動が実施できる。
③胸痛，意識消失の際の対応ができる。

▶「第10版 救急救命士標準テキスト」→ p.480, pp.569～571

 出場指令 ○○市△△町××。□□方急病人。62歳男性。
自宅1階にて胸痛を訴えている模様。以下，詳細不明。

■病 態

急性心筋梗塞，心臓弁膜症，心筋症，心筋炎などの心疾患，各種ショック，低体温などで心拍出量の大幅な低下を生じた場合には，冠血流量も減少して心筋の灌流は低下する。この状態が続けば心筋虚血による心収縮力の低下を招く悪循環に陥り，やがては心肺停止に至る。心電図波形上は，最初は VF を呈しているが時間的経過によって無脈性電気活動から心静止に至る。

▶状況評価

現病歴	：自宅リビングにて20分以上の胸痛を訴えたため家人が救急要請。救急隊到着直前に卒倒。
接触時体位	：仰臥位
既往歴	：脂質異常症，高血圧（5年前より）
アレルギー	：なし
関係者	：息子
時間経過	：要請から5分後救急隊到着
服薬	：降圧剤（□□クリニック通院中）
最終食事	：発症4時間前
備考	：メイン進入不可（玄関まで）

▶所見・情報

主 訴	：20分以上の締めつけられるような胸の痛みがあった。普段の ADL は良好（問診時に家人が回答）。
観察所見	：皮膚湿潤，冷汗あり。汗を拭き，パッド装着が望ましい。
備考	：普段から薬を飲んでいて，血圧130/86とのこと。

▶バイタル

	接触時	容態変化① ―除細動後―	容態変化② ―アドレナリン投与後―	容態変化③ ―搬送中―
JCS	Ⅲ－300	Ⅲ－300	Ⅲ－300	Ⅲ－300
BP	測定不可	測定不可	測定不可	測定不可
HR	触知せず	触知せず	触知せず	触知せず
RR	感ぜず	感ぜず	感ぜず	感ぜず
SpO₂	エラー	エラー	エラー	エラー
瞳孔	3 (+) / 3 (+)	4 (-) / 4 (-)	4 (-) / 4 (-)	4 (-) / 4 (-)
体温	35.9	35.8	35.7	35.7
心電図	VF	PEA	VF	PEA
皮膚	蒼白，冷汗	蒼白，冷汗	蒼白，冷汗	蒼白，冷汗

▶傷病者状態

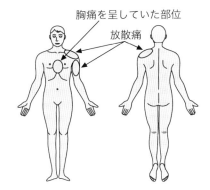

胸痛を呈していた部位
放散痛

- VF → PEA → VF → PEA
- 皮膚冷汗，チアノーゼ

＊問診によって左肩への放散痛を聞かれたときは，
そういえば左肩が痛かったことを説明する。

▶観察のポイント

- 20分以上の胸痛，冷汗，チアノーゼからACS（急性冠症候群）を疑う。
- いつVFとなっても除細動ができるようにモニターを忘れず，除細動パッドの準備を行う。

▶心電図波形変化

●VF

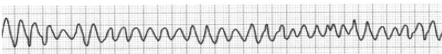

●PEA（QRSの幅が狭い）

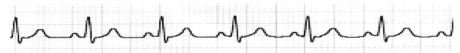

VF・VT以外の波形で脈が触れないもの（QRS波形が幅広かそうでないかが重要である）

≫ Advice

1．薬剤投与の適応の確認：VF/VT症例
2．除細動および薬剤投与プロトコールへの移行
3．薬剤投与後の直接指示（オンライン）下の除細動の実施
4．質の高い継続したCPR〔圧迫位置，深さ，テンポ，リコイル（十分胸部を拡張させること）〕の実施
5．家族への問診（何分前からの胸痛か，何をしているときに発症したのかなど）

- 心筋梗塞は部位によっては心電図モニターでもST上昇波形がみられることがあり，その場合非貫壁性の心筋梗塞である可能性が高い。閉塞した冠動脈に発症から6時間以内に血流を再開させると梗塞の範囲が縮小できる。t-PAの適応は発症後4.5時間以内なので，どのくらい前から続く胸痛なのかといった問診が重要になってくる。

►活動目的
①処置の優先順位を判断できる（バイスタンダー CPR の継続）。
②活動を通じて各処置のプロトコールに従った活動が実施できる。
③心筋梗塞後の VF に対応ができる。

▷「第10版 救急救命士標準テキスト」→ pp.569〜571

 出場指令 ○○市△△町××。□□駅構内にて急病人。70歳代男性。駅改札にて卒倒した模様。以下，詳細不明。

■病態

循環器疾患のなかで，胸痛を主訴とする場合，虚血性心疾患を念頭におく。急性冠症候群（急性心筋梗塞，不安定狭心症），急性大動脈解離，肺血栓塞栓症など，さまざまな病態があり，緊急を要する重要な疾患である。

►状況評価

現病歴 ：駅構内で胸を押さえつけながら膝から崩れ落ちたため駅員が救急要請。救急隊到着直前に意識がなくなったため AED を準備していたところ。バイスタンダー CPR 実施中。
接触時体位：仰臥位
既往歴 ：脂質異常症（倒れる前に駅員が聴取）
アレルギー：不明
関係者 ：駅員
時間経過 ：要請から 5 分後救急隊到着
服薬 ：不明
最終食事 ：不明
備考 ：メイン進入不可（高所にある駅）

►所見・情報

主訴 ：詳細不明。しかし倒れる前に胸が締めつけられるようで苦しいと話してとのこと（問診時に駅員が回答）。
観察所見：皮膚湿潤，冷汗あり。汗を拭きパッド装着が望ましい。
備考 ：接触時 AED 音声ガイドで「ショックは不要です」との音声あり。

►バイタル

	接触時	容態変化① ―除細動後―	容態変化② ―アドレナリン投与後―	容態変化③ ―搬送中―
JCS	Ⅲ－300	Ⅲ－300	Ⅲ－300	Ⅲ－300
BP	測定不可	測定不可	測定不可	測定不可
HR	触知せず	触知せず	触知せず	触知せず
RR	感ぜず	感ぜず	感ぜず	感ぜず
SpO₂	エラー	エラー	エラー	エラー
瞳孔	3(+)/3(+)	4(−)/4(−)	4(−)/4(−)	4(−)/4(−)
体温	35.9	35.8	35.7	35.4
心電図	VF	PEA	VF	PEA
皮膚	蒼白，冷汗	蒼白，冷汗	蒼白，冷汗	蒼白，冷汗

▶傷病者状態

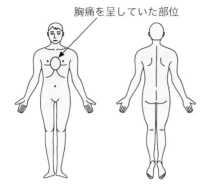

胸痛を呈していた部位

- VF → PEA → VF → PEA
- 皮膚冷汗著明

▶観察のポイント

- 駅構内での心停止は衆人環視の中で救急隊は活動しなければならない。
- バイスタンダーの処置の評価，CPRの継続性とともに四肢・体幹を観察し，付加原因がないか確認する。

▶心電図波形変化

● VF

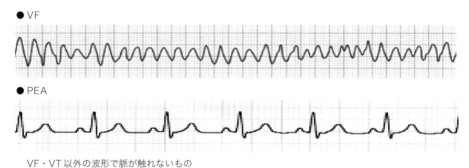

● PEA

VF・VT以外の波形で脈が触れないもの

≫≫ Advice

1. 薬剤投与の適応の確認：VF/VT症例
2. 非医療従事者による除細動後の対応
3. 除細動および薬剤投与プロトコールへの移行
4. 薬剤投与後の直接指示（オンライン）下の除細動
5. 質の高い継続したCPR（圧迫位置，深さ，テンポ，リコイル）の実施

- バイスタンダーCPR実施中とのことで，救急隊として最初に確認しなければならないことを理解できるかが問題である。胸骨圧迫の継続よりも，呼吸・脈拍の確認を優先して行う。駅構内ということもあり，衆人環視への配慮，処置を行う場所なども考慮することが必要である。

Scene 3
院外心肺停止
不安定狭心症①

▶活動目的
①処置の優先順位を判断できる（VT の判断，対応ができる。Asystole の対応）。
②活動を通じて各処置のプロトコールに従った活動が実施できる。
③不安定狭心症の病態と特徴を理解する。

▶「第10版 救急救命士標準テキスト」→ pp.571～572

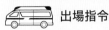 **出場指令** ○○市△△町××。□□方急病人。74歳男性。
自宅1階にて卒倒した模様。以下，詳細不明。

■病態

不安定狭心症は，最近3週間以内に狭心症発作があり，かつ増悪してきているものの他に新しく発症するものもある。労作とは無関係に安静時も胸痛発作があり，発作は頻回で増悪傾向を示し，持続時間も長く，硝酸薬の反応も悪い。

▶状況評価

現病歴	：自宅就寝中，突然胸痛を訴え卒倒したため，家人が救急要請。
接触時体位	：仰臥位
既往歴	：高血圧，狭心症（10年前より）
アレルギー	：花粉症
関係者	：家人
時間経過	：要請から5分後救急隊到着
服薬	：降圧剤，硝酸薬（□□クリニック通院中）
最終食事	：発症8時間前
備考	：メイン進入不可（玄関まで）

▶所見・情報

主訴	：ここ最近狭心症の発作が増えてきており，明日かかりつけ医を受診しようと考えていた。普段の ADL は良好（問診時に家人が回答）。
観察所見	：皮膚湿潤，冷汗あり。汗を拭き，パッド装着が望ましい。
備考	：普段から薬を飲んでいて，血圧130/90くらいとのこと。

▶バイタル

	接触時	容態変化① ―除細動後―	容態変化② ―アドレナリン投与後―	容態変化③ ―心電図電極の確認後―
JCS	Ⅲ－300	Ⅲ－300	Ⅲ－300	Ⅲ－300
BP	測定不可	測定不可	測定不可	測定不可
HR	触知せず	触知せず	触知せず	触知せず
RR	感ぜず	感ぜず	感ぜず	感ぜず
SpO2	エラー	エラー	エラー	エラー
瞳孔	3 (+) /3 (+)	4 (-) /4 (-)	4 (-) /4 (-)	4 (-) /4 (-)
体温	35.9	35.8	35.7	35.4
心電図	VT	PEA	VF	PEA
皮膚	蒼白，冷汗	蒼白，冷汗	蒼白，冷汗	蒼白，冷汗

▶傷病者状態

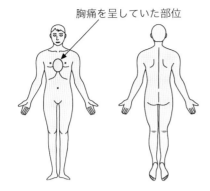

胸痛を呈していた部位

- VT→ PEA→ VF→ PEA
- 皮膚湿潤

▶観察のポイント

- ACSの発症後，繰り返して胸痛が認められるものは不安定狭心症を考える。
- 発作が強い，発作が長い，発作の間隔が狭まってきているなどの場合は緊急性が高いと考える。

▶心電図波形変化

● VT

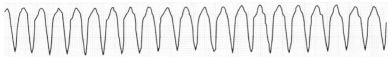

● PEA

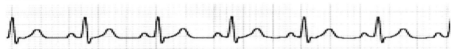

VF・VT以外の波形で脈が触れないもの（QRSの幅が狭い）

● Asystole

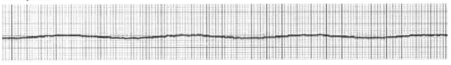

>>> Advice

1．薬剤投与の適応の確認：VF/VT症例
2．除細動および薬剤投与プロトコールへの移行
3．薬剤投与後の直接指示（オンライン）下の除細動
4．Asystole出現時の対応
5．質の高い継続したCPR（圧迫位置，深さ，テンポ，リコイル）の実施

- 心電図波形で心静止のようにみえても，他の感度に変えると細かなVFを確認できる場合があったり，誘導のコードが外れている，感度が弱いなどの技術的なミスにより心電図波形が平坦にみえることもある。

Scene 4

院外心肺停止 不安定狭心症②

▶活動目的
①処置の優先順位を判断できる（VFの判断，対応ができる。Asystoleの対応）。
②活動を通じて各処置のプロトコールに従った活動が実施できる。
③不安定狭心症の病態と特徴を理解する。

▷「第10版 救急救命士標準テキスト」→ pp.571〜572

| 出場指令 | ○○市△△町××。□□方急病人。79歳女性。自宅1階にて卒倒した模様。以下，詳細不明。 |

■病態

不安定狭心症は，心電図上はST低下をみることはあるが，心筋梗塞ほど顕著ではなく血中心筋逸脱酵素量も少ない。冠動脈内に存在していた粥腫の破綻によって血管内腔に血栓を形成し再灌流を繰り返す。冠動脈血流が減少して発症するもので，心筋梗塞への移行と考え，単なる血管攣縮によるものではないことを認識する。

▶状況評価

現病歴 ：自宅リビングで卒倒し痙攣したため家人が救急要請。家人が観察していたかぎりでは呼吸をしていたとのこと。
接触時体位：右側臥位（回復体位），家人により
既往歴 ：脂質異常症，糖尿病（8年前より）
アレルギー：卵，小麦
関係者 ：家人
時間経過 ：要請から5分後救急隊到着
服薬 ：インスリン（□□クリニックに通院中）
最終食事 ：発症6時間前
備考 ：メイン進入不可（玄関まで）

▶所見・情報

主訴 ：20分くらい前から顔色が悪く急に汗をかきはじめて体調が悪そうだった（問診時に家人が回答）。
観察所見：皮膚湿潤，冷汗あり。汗を拭きパッド装着が望ましい。
備考 ：普段から薬を飲んでいて，血圧130/90くらいとのこと。

▶バイタル

	接触時	容態変化① ―除細動後―	容態変化② ―アドレナリン投与後―	容態変化③ ―1分後の効果測定―
JCS	Ⅲ－300	Ⅲ－300	Ⅲ－300	Ⅲ－300
BP	測定不可	測定不可	測定不可	120/98
HR	触知せず	触知せず	触知せず	120（20）*
RR	感ぜず	感ぜず	感ぜず	6
SpO₂	エラー	エラー	エラー	92
瞳孔	3(+)/3(+)	4(-)/4(-)	4(-)/4(-)	3(+)/3(+)
体温	35.9	35.8	35.7	35.4
心電図	VF	PEA	PEA	ST低下
皮膚	蒼白，冷汗	蒼白，冷汗	蒼白，冷汗	蒼白，冷汗

＊HR，RRの（　）数は10秒観察の回数。以下，同様とする。

▶傷病者状態

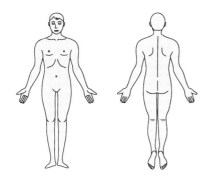

- VF➡PEA➡Sinus（ST低下）
- 皮膚湿潤，冷汗著明
- 突然痙攣，あえぎ呼吸の出現

▶観察のポイント

- 突然の心停止では痙攣，死戦期呼吸などが認められる。家人は死戦期呼吸を正常の呼吸と見誤ることが多く，正しく状況を聴取することが大事である。

▶心電図波形変化

● VF

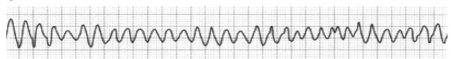

● PEA

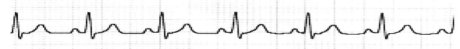

VF・VT以外の波形で脈が触れないもの

● Asystole

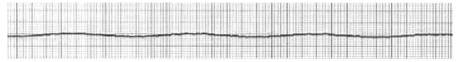

≫ Advice

1．薬剤投与の適応の確認：VF/VT症例
2．非医療従事者による除細動後の対応
3．除細動および薬剤投与プロトコールへの移行
4．薬剤投与後の直接指示（オンライン）下の除細動
5．質の高い継続したCPR（圧迫位置，深さ，テンポ，リコイル）の実施

- 胸痛の性状，持続時間，危険因子の有無について情報を収集する。発作頻度が高まったり，発作間隔が短くなってきていることを聴取する。労作など誘因の程度，頻度，持続時間，硝酸薬の反応などについても聴取し，不安定狭心症を疑った場合，急性心筋梗塞に準じて対応する。

▷「第10版 救急救命士標準テキスト」→ p.562

出場指令 ○○市△△町××。□□方急病人。67歳男性。
自宅にて卒倒した模様。以下，詳細不明。

■病態

慢性呼吸器疾患では，呼吸器感染症を合併することによりしばしば急性増悪をきたし，そのほとんどが肺炎の合併を契機とする。中高年に好発し，その特徴は長い喫煙歴，副呼吸筋の発達，ビア樽状胸郭である。$PaCO_2$値が上昇すればCO_2ナルコーシスとなる。ナルコーシスとは二酸化炭素の麻酔作用で意識障害をきたす状態である。低酸素血症あるいは高二酸化炭素血症により心肺停止となる。

▶状況評価

現病歴 ：自宅寝室にて呼吸苦を訴え卒倒したため家人が救急要請。
接触時体位：仰臥位
既往歴 ：慢性閉塞性肺疾患（10年前より）
アレルギー：ハウスダスト
関係者 ：家人
時間経過 ：要請から5分後救急隊到着
服薬 ：在宅酸素療法(安静時1L/分)
（□□クリニック通院中）
最終食事 ：発症6時間前
備考 ：メイン進入不可(玄関まで)

▶所見・情報

主訴 ：15分くらい前から息苦しさを訴えていた。苦しそうにしていたので家人が酸素増量後意識を失った（問診時に家人が回答）。
観察所見：るい痩著明，チアノーゼ，ばち指，ビア樽状胸郭，鼻カニューレ装着。
備考 ：前日病院で肺炎と診断されたとのこと。
ADLは杖をついて歩いている。
るい痩のため換気不良（成人用・小児用マスクもフィット不可）。
LT・WB・コンビチューブ留置後換気良好。

▶バイタル

	接触時	容態変化① —気管内吸引後—	容態変化② —搬送中—
JCS	III－300	III－300	III－300
BP	測定不可	測定不可	測定不可
HR	触知せず	触知せず	触知せず
RR	感ぜず	感ぜず	感ぜず
SpO₂	エラー	エラー	エラー
瞳孔	3(+)/3(+)	4(−)/4(−)	4(−)/4(−)
体温	35.9	35.8	35.6
心電図	PEA	VF	PEA
皮膚	蒼白，冷汗	蒼白，冷汗	蒼白，冷汗

▶傷病者状態

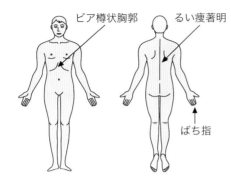

ビア樽状胸郭　　るい痩著明

ばち指

- PEA → VF → PEA
- 鼻カニューレ（在宅酸素発生器から供給）
- チアノーゼ
- るい痩著明
- ビア樽状胸郭
- ばち指

▶観察のポイント

- COPDでは感冒を契機に急激に呼吸状態が悪化し，CO_2ナルコーシスや心呼吸停止となることも少なくない。在宅酸素を使用しており，投与酸素量の増量は状態に応じて慎重に選択する。呼吸状態が悪ければ，ちゅうちょせずBVMで人工呼吸を行う。

▶心電図波形変化

● PEA

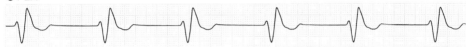

VF・VT以外の波形で脈が触れないもの（QRSの幅が広い）

● VF

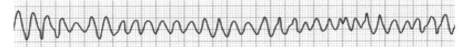

>>> Advice

1．薬剤投与の適応の確認：PEA症例（幅の広いQRS波形を伴う）
2．非医療従事者による除細動後の対応
3．除細動および薬剤投与プロトコールへの移行
4．薬剤投与後の直接指示（オンライン）下の除細動
5．質の高い継続したCPR（圧迫位置，深さ，テンポ，リコイル）の実施

- 呼吸原性の心肺停止が疑われる場合は幅広QRSを伴うPEA波形を呈することが多い。長時間の低酸素血症による心停止が疑われる場合は，まずBVMによる換気の改善を図り，さらに医療機関までの搬送時間が長いなどの状況では，器具を用いた気道確保により換気と酸素化を改善し維持する。るい痩などによりマスクフィットしない場合は，小児用マスクなどを代用したりマスクのエアを抜いたりして工夫する。それでも換気不良の場合はLT・WB・コンビチューブなどを用いた気道確保を考慮する。

Scene 6 **院外心肺停止** **窒息①**	▶活動目的	

▶活動目的
①処置の優先順位を判断できる（異物除去プロトコールを迅速に実施できる）。
②活動を通じて各処置のプロトコールに従った活動が実施できる。
③気道異物による心肺停止の病態を理解する。

▷「第10版 救急救命士標準テキスト」→ pp.808〜811

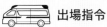

出場指令　○○市△△町××。□□方急病人。67歳男性。
食事中に喉をつまらせた模様。以下，詳細不明。

■病 態

気道異物とは，通常，喉頭・咽頭から気管支までの異物をいい，鼻腔内や口腔内異物とは区別する場合が多い。反射が未熟な小児で生じやすく，乳幼児では気管・気管支異物（下気道異物）が，高齢者では咽頭・喉頭異物（上気道異物）が多い。気管分岐部より上（咽頭・喉頭および気管）の食事中の完全閉塞（窒息）では換気不能となるため，緊急の対応が必要である。

▶状況評価

現病歴	：食事中に食べ物を喉につまらせた（要請1分前に意識消失）。
接触時体位	：仰臥位
既往歴	：高血圧（15年前より）
アレルギー	：蜂アレルギー
関係者	：家人
時間経過	：要請から5分後救急隊到着
服薬	：降圧剤（□□クリニック通院中）
最終食事	：食事中
備考	：メイン進入不可（玄関まで）

▶所見・情報

主 訴	：食事中に山芋を喉につまらせてしまった（問診時に家人が回答）。
観察所見	：顔面蒼白・口唇チアノーゼ，チョークサインあり（娘の話）。換気抵抗あり，胸部挙上なし。 声門前に山芋を確認（マギール鉗子で除去後も換気不良）。
備考	：気管挿管1次確認時，換気抵抗あり。気管内吸引後改善。 ADLは良好。

▶バイタル

	接触時	容態変化① ―気管内吸引後―	容態変化② ―搬送中―
JCS	Ⅲ－300	Ⅲ－300	Ⅲ－300
BP	測定不可	測定不可	測定不可
HR	触知せず	触知せず	触知せず
RR	感ぜず	感ぜず	感ぜず
SpO₂	エラー	エラー	エラー
瞳孔	3(+)/3(+)	4(−)/4(−)	4(−)/4(−)
体温	35.9	35.2	34.3
心電図	PEA	VF	PEA
皮膚	蒼白，冷汗	蒼白，冷汗	蒼白，冷汗

▶傷病者状態

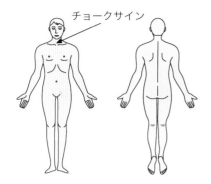

チョークサイン

- PEA → VF → PEA
- 皮膚湿潤
- チョークサイン

▶観察のポイント

- 窒息傷病者ではチョークサインを呈しており，喉もとに手をもっていくが，苦しがっている場合が多い。
- 意識があれば背部叩打，腹部突き上げ法を試みる。

▶心電図波形変化

● PEA

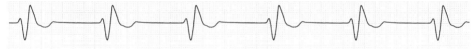

VF・VT 以外の波形で脈が触れないもの（QRS の幅が広い）

● VF

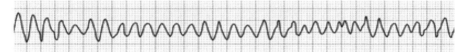

≫ Advice

1．薬剤投与の適応の確認：PEA 症例（幅の広い QRS 波形を伴う）
2．迅速な異物の除去と気管挿管の実施
3．正確な気管内吸引の実施，気管挿管プロトコールの適応
4．気管内吸引後の直接指示（オンライン）下の除細動
5．質の高い継続した CPR（圧迫位置，深さ，テンポ，リコイル）の実施
6．除細動後の再度の波形変化に伴う対応

- 気道内に気道分泌物や肺損傷による出血，溺水・肺水腫による浸出液などが貯留すると換気抵抗が増大するばかりでなく，気管内チューブや換気器具汚染の原因となるので適切に気管内吸引を行う。吸引は清潔操作で行う。

<table>
<tr><td>

Scene 7

院外心肺停止

窒息②

</td><td>

▶活動目的
①処置の優先順位を判断できる（異物除去プロトコールを迅速に実施できる）。
②活動を通じて各処置のプロトコールに従った活動が実施できる。
③気道異物による心肺停止の病態を理解する。

▶「第10版 救急救命士標準テキスト」→ pp.808〜811

</td></tr>
</table>

 出場指令 ○○市△△町××。レストラン□□にて急病人。77歳男性。食事中に喉をつまらせ卒倒した模様。以下，詳細不明。

■病 態

気道の不完全閉塞では，意識があり，会話（発声），咳，呼吸が可能である。咽頭・喉頭（上気道）異物では吸気時喘鳴，喘ぎなど，聴診器を使用しなくても聴診可能な呼吸雑音を吸気で認める。また，努力呼吸，シーソー呼吸，陥没呼吸などの胸郭運動の左右差などの胸郭運動異常を生じる。気道の閉塞では低酸素から急速に心肺停止をきたす。現場での異物除去の有無が救命できるか否かの鍵となる。

▶状況評価

現病歴　　　：レストランで食事中，喉に肉片をつまらせた。
接触時体位：仰臥位
既往歴　　　：脳梗塞（嚥下障害あり）
アレルギー：ハウスダスト
関係者　　　：家人
時間経過　：要請から5分後救急隊到着
服薬　　　　：ワーファリン（□□クリニック通院中）
最終食事　：食事中
備考　　　　：メイン進入不可（玄関まで）

▶所見・情報

主　訴　　：食事中に肉片を喉につまらせてしまった（問診時に家人が回答）。
観察所見：首に掻きむしった痕あり，顔面蒼白・口唇チアノーゼあり。換気抵抗あり。
　　　　　　　口腔内・舌圧排後も異物視認できず（気管内吸引後，換気良好）。
備考　　　：気管挿管1次確認時，換気抵抗あり，気管内吸引後改善。
　　　　　　　ADLは食事介助あり。

▶バイタル

	接触時	容態変化① ―気管内吸引後―	容態変化② ―搬送中―
JCS	Ⅲ－300	Ⅲ－300	Ⅲ－300
BP	測定不可	測定不可	測定不可
HR	触知せず	触知せず	触知せず
RR	感ぜず	感ぜず	感ぜず
SpO₂	エラー	エラー	エラー
瞳孔	3(+)/3(+)	4(−)/4(−)	4(−)/4(−)
体温	35.9	35.6	35.4
心電図	PEA	VF	PEA
皮膚	蒼白，冷汗	蒼白，冷汗	蒼白，冷汗

▶傷病者状態

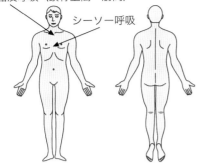

陥没呼吸（鎖骨上窩・肋間）

シーソー呼吸

- PEA → VF → PEA
- 皮膚湿潤

▶観察のポイント

- 上気道の閉塞では，まず口腔内の異物の存在を確認する。
- 腹式呼吸，シーソー呼吸，さらに陥没呼吸などはいずれも胸腔内の陰圧によって生じるもので上気道閉塞に特徴的である。

▶心電図波形変化

● PEA

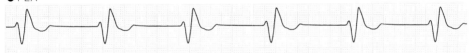

VF・VT 以外の波形で脈が触れないもの（QRS の幅が広い）

● VF

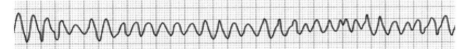

≫ Advice

1．薬剤投与の適応の確認：PEA 症例（幅の広いQRS波形を伴う）
2．迅速な気管挿管の実施
3．正確な気管内吸引の実施
4．気管内吸引後の直接指示（オンライン）下の除細動
5．質の高い継続したCPR（圧迫位置，深さ，テンポ，リコイル）の実施

- 呼気二酸化炭素モニター（カプノメータ）は，呼気中に含まれる二酸化炭素分圧を連続的に測定するものである。呼気二酸化炭素分圧は傷病者の気道・呼吸状態だけではなく，循環機能の状態にも敏感に反応するため，心拍再開時に急上昇し心拍再開のモニターとして，また気管挿管の適否の評価に使用される。

▶活動目的

①処置の優先順位を判断できる。

②活動を通じて各処置のプロトコールに従った活動が実施できる。

③肺血栓塞栓症の病態を理解する。

▷「第10版 救急救命士標準テキスト」→ p.468, pp.481〜482, pp.584〜585

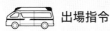 **出場指令** ○○市△△町××。□□方にて急病人。53歳女性。自宅1階にて胸痛, 呼吸苦の模様。以下, 詳細不明。

■病 態

肺血栓塞栓症などで急激な右心系の循環不全をきたした場合は比較的短時間で心肺停止に至る。心肺停止となった直後の段階では心筋の酸素化もある程度保たれており, 心肺停止の原因は心収縮力の低下よりはむしろ急速に発生する肺高血圧が原因であることが多い。したがって, 継続した胸骨圧迫と病院内での血栓除去が必要となる。

▶状況評価

現病歴 ：起床後トイレに向かう際, 息苦しさを訴え倒れたため家人が救急要請。

接触時体位：仰臥位

既往歴 ：多血症, 深部静脈血栓症（過去に数回）

アレルギー：猫

関係者 ：家人

時間経過 ：要請から5分後救急隊到着

服薬 ：現在かかりつけなし, 抗血栓薬などの服用はなし

最終食事 ：発症6時間前

備考 ：メイン進入不可（玄関まで）

▶所見・情報

主 訴 ：胸痛, 呼吸苦。接触時, 頻呼吸。

観察所見：顔貌苦悶様, どす黒い, 頻呼吸, 顔色不良・口唇チアノーゼあり, 左下肢が発赤, 腫脹著明。

備考 ：普段の血圧150/120。ADLは良好。意識がしっかりしていないため本人から情報を得ることはできない。

▶バイタル

	接触時	容態変化① —接触から3分後—	容態変化② —IV, アドレナリン投与後—	容態変化③ —搬送中—
JCS	III−300	III−300	III−300	III−300
BP	測定不可	測定不可	測定不可	測定不可
HR	触知せず	触知せず	触知せず	触知せず
RR	感ぜず	感ぜず	感ぜず	感ぜず
SpO₂	エラー	エラー	エラー	エラー
瞳孔	3(+)/3(+)	4(−)/4(−)	4(−)/4(−)	4(−)/4(−)
体温	37.2	37.2	37.0	37.0
心電図	洞調律	PEA	VF	PEA
皮膚	蒼白, 冷感	蒼白, 冷感	蒼白, 冷感	蒼白, 冷感

► 傷病者状態

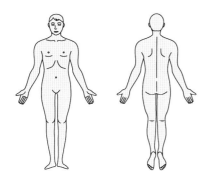

- Sinus → PEA → VF → PEA
- 口唇チアノーゼ
- 皮膚湿潤

► 観察のポイント

- 肺動脈血栓症では，頸静脈の怒張や呼吸困難を呈しているうちにCPAに移行することも少なくない。迅速なCPRと搬送が重要となる。

► 心電図波形変化

● 洞調律

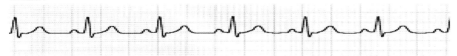

● PEA

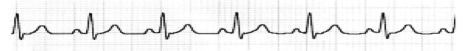

PEAと洞調律の違いは，脈が触知できるか否かである。（QRSの幅が狭い）

≫ Advice

1. 他の循環器疾患，大動脈解離や呼吸器疾患との鑑別（問診，観察）
2. 薬剤投与の適応の確認：PEA症例（幅の狭いQRS波形を伴う）
3. 薬剤投与後の直接指示（オンライン）下の除細動
4. 質の高い継続したCPR（圧迫位置，深さ，テンポ，リコイル）の実施

- 静脈血栓症が生じやすい状態として，高齢，術後，静脈血栓症の既往，外傷，うっ血性心不全，脳血管障害，血小板過多症，多血症，経口避妊薬，妊娠，長期臥床，癌，肥満がある。ロングフライト後に空港での心停止，災害現場での車中泊や避難所での長時間臥床後に突然の呼吸困難，胸痛，ショックの出現からは本症例を考える。急性心筋梗塞，急性大動脈解離との鑑別が必要である。

Scene 9
院外心肺停止
アナフィラキシー
ショック

▶活動目的

①処置の優先順位を判断できる（病態を判断できる）。

②活動を通じて各処置のプロトコールに従った活動が実施できる。

③アナフィラキシーの病態と心肺停止となる病態を理解する。

▷「第10版 救急救命士標準テキスト」→ p.469, pp.619～621

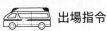

出場指令 ○○市△△町××。□□方にて急病人。23歳女性。
自宅１階にて呼吸苦の模様。以下，詳細不明。

■病 態

アナフィラキシーショックはⅠ型アレルギーによる循環障害で生じる。肥満細胞と好塩基細胞から放出されたヒスタミンなどの生理活性物質によって全身の血管が拡張し，末梢血管抵抗が低下する。血管透過性亢進による全身の発赤と循環血液量減少，心機能低下も関与する。アナフィラキシーショックでは喉頭浮腫による低酸素血症が原因となり心肺停止をきたす。

▶状況評価

現病歴	：２日前から風邪の症状，咽頭痛があり，本日，市販の鎮痛薬を服用した（８分前）ところ全身の掻痒感と呼吸困難が出現したため家人が救急要請。
接触時体位	：仰臥位
既往歴	：なし
アレルギー	：アトピー性皮膚炎，花粉症，気管支喘息，食物（メロン，卵，牛乳，小麦）
関係者	：家人（親）
時間経過	：要請から３分後救急隊到着
服薬	：現在かかりつけなし，抗血栓薬などの服用はなし
最終食事	：発症６時間前
備考	：メイン進入不可（玄関まで）

▶所見・情報

主 訴	：呼吸苦。
観察所見	：苦悶様顔貌。呼吸困難，頻呼吸，顔が赤く，目の周りが腫れぼったく，唇が腫れている。体中に蕁麻疹，手足の発赤。呼吸音はヒューヒューと上気道狭窄音を聴取。
備考	：意識障害のため本人から情報を得ることはできない。市販薬は飲み慣れているものであった。最近忙しそうで食事も摂れない日があったとのこと（家人談）。ADL は良好。口腔内を視認するも発赤がすごく，CPA 時に喉頭展開してもコーマックグレードはⅣとする。

▶バイタル

	接触時	容態変化① ―接触から３分後―	容態変化② ―IV, アドレナリン投与後―
JCS	Ⅲ－100	Ⅲ－300	Ⅲ－300
BP	80/－（触）	測定不可	測定不可
HR	132 (22)	触知せず	触知せず
RR	36 (6)	感ぜず	感ぜず
SpO₂	92	エラー	エラー
瞳孔	3 (+) / 3 (+)	4 (－) / 4 (－)	4 (－) / 4 (－)
体温	37.4	37.0	36.5
心電図	洞調律 (頻脈)	PEA	VF
皮膚	発汗，発赤	発汗，発赤	発汗，発赤

▶傷病者状態

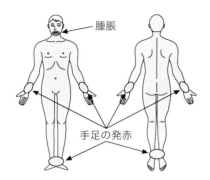

腫脹

手足の発赤

- Sinus → PEA → VF
- 顔面・口腔内発赤
- 口唇腫脹
- 皮膚湿潤
- 体中に蕁麻疹
- 手足の発赤

▶観察のポイント

- アナフィラキシーショックでは全身が発赤したり，蕁麻疹が存在したり，さまざまな症状を呈する。
- 上気道閉塞により気道抵抗が高いのが特徴で，BVMは思ったより抵抗を感じる。

▶心電図波形変化

● 洞調律

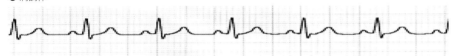

● PEA

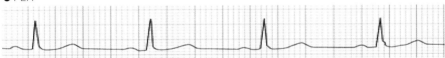

VF・VT 以外の波形で脈が触れないもの

● VF

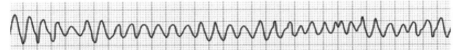

>>> Advice

1．薬剤投与の適応の確認：PEA 症例
2．薬剤投与後の直接指示（オンライン）下の除細動
3．質の高い継続した CPR（圧迫位置，深さ，テンポ，リコイル）の実施
4．迅速な生体の酸素化改善

- 高濃度酸素投与は必須である。特にアナフィラキシーショック，敗血症性ショックでは低酸素血症を伴うことが多い。呼吸困難を伴っていなければショック体位を考慮してもよい。アナフィラキシーショックで，本人がエピペン®を持参しており自分自身で使用することが困難な場合には，アドレナリン自己注射薬（エピペン®）を筋肉内注射する。血液分布異常性ショックは救急救命士による輸液の対象となり得る。

Scene 10
院外心肺停止
熱中症

▶活動目的
①処置の優先順位を判断できる（病態を判断できる）。
②活動を通じて各処置のプロトコールに従った活動が実施できる。
③熱中症から心肺停止となる病態を理解する。

▷「第10版 救急救命士標準テキスト」→ pp.815～820

 出場指令 ○○市△△町××。□□運動公園にて急病人。23歳女性。運動中に卒倒した模様。本日，気温が上昇。以下，詳細不明。

■病態

暑熱環境で体熱の産生が放散を上回ったときに，あるいは激しい運動後などの労作後に体温が上昇して熱中症をきたす。加齢による体温調節機能の低下により熱中症を発症しやすくなる。また，高カリウム血症などからVFをきたしやすくなる。

▶状況評価

現病歴 ：知人とジョギング中にめまいがすると言って休憩していたところ，意識がなくなり，救急要請（意識がなくなってから数分も経過していない）。
接触時体位：仰臥位
既往歴 ：最近風邪をひいていた。高血圧（8年前より）
アレルギー：蜂アレルギー，花粉症
関係者 ：知人
時間経過 ：要請から3分後救急隊到着
服薬 ：一般市販薬（総合感冒薬），降圧剤（□□クリニック）
最終食事 ：発症1時間前
備考 ：メイン進入不可

▶所見・情報

主訴 ：呼吸苦。接触時，うなっている。
観察所見：苦悶様顔貌。発汗認められず。顔面発赤，皮膚紅潮，全身熱感あり。
備考 ：ADLは良好。蜂に刺された経験があり，前回は病院に行って点滴を受けていたとのこと（友人談）。口腔内発赤（−）。BVM換気良好。

▶バイタル

	接触時	容態変化① —接触から3分後—	容態変化② —IV, アドレナリン投与後—	容態変化③ —搬送中—
JCS	Ⅲ−100	Ⅲ−300	Ⅲ−300	Ⅲ−300
BP	80/−（触）	測定不可	測定不可	測定不可
HR	120 (20)	触知せず	触知せず	触知せず
RR	24 (4)	感ぜず	感ぜず	感ぜず
SpO2	94	エラー	エラー	エラー
瞳孔	3 (+) / 3 (+)	4 (−) / 4 (−)	4 (−) / 4 (−)	4 (−) / 4 (−)
体温	39.2	40.2	39.4	39.2
心電図	洞調律 (頻脈)	PEA	VF	PEA
皮膚	発赤	発赤	発赤	発赤

▶傷病者状態

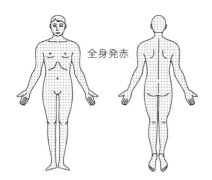

全身発赤

- Sinus → PEA → VF → PEA
- 苦悶様顔貌
- 顔面発赤
- 皮膚紅潮
- 全身熱感あり

▶観察のポイント

- 熱中症では暑熱環境下で皮膚が乾燥し発汗していないのが最重症となる。
- 迅速な冷却（水をかける，浸漬する）などの処置が重要である。

▶心電図波形変化

● 洞調律

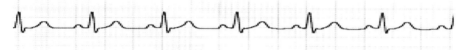

● PEA

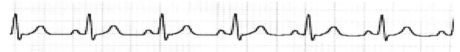

VF・VT以外の波形で脈が触れないもの（QRSの幅が狭い）

● VF

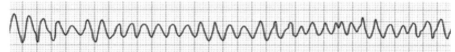

>>> **Advice**

1. ショックの鑑別（アナフィラキシーとの鑑別）
2. 薬剤投与の適応の確認：PEA症例（幅の狭いQRS波形を伴う）
3. 薬剤投与後の直接指示（オンライン）下の除細動
4. 質の高い継続したCPR（圧迫位置，深さ，テンポ，リコイル）の実施

- 熱中症弱者とは，高齢者や乳幼児，既往歴（高血圧，降圧剤服用，糖尿病，精神疾患，脳卒中後遺症，認知症など），基礎疾患などがその原因となることが多い人で熱中症にかかりやすい人たちをいう。労作後に体温が上昇している場合には水を浴びせたり，冷水へ浸漬する。大量に汗をかいていれば熱中症の可能性が高いが，むしろ汗をかいていないほうが重症である可能性が高い。アナフィラキシーとの鑑別が重要である。

Scene 11
院外心肺停止
くも膜下出血

▶活動目的
①迅速な嘔吐介助ができる。
②活動を通じて各処置のプロトコールに従った活動が実施できる。
③くも膜下出血から心肺停止となる病態を理解する。

▷「第10版 救急救命士標準テキスト」→ pp.550〜552

 出場指令 ○○市△△町××。□□方急病人。52歳男性。
自宅にて卒倒した模様。以下，詳細不明。

■病態

脳動脈瘤が破裂して出血を起こすと，血液はくも膜下腔に広がり髄膜刺激症状を引き起こす。その結果，頭痛や悪心・嘔吐が出現する。くも膜下出血により呼吸停止が出現し，心停止となる。

▶状況評価

現病歴 ：1時間前から頭痛を訴えており，30分前に脱衣所で意識消失したため様子を見ていたところ，急に起きあがり自分で衣服を着替えた。しかし，10分くらい前に嘔吐し再び意識消失したため救急要請。
接触時体位：仰臥位
既往歴 ：高血圧（6年前より）
アレルギー：花粉症
関係者 ：家人
時間経過 ：要請から3分後救急隊到着
服薬 ：降圧剤（□□クリニック）
最終食事 ：発症3時間前（酒も飲んでいる）
備考 ：メイン進入不可

▶所見・情報

主訴 ：後頭部周辺の激しい頭痛（問診時に家人が回答）。
観察所見：取りつき時嘔吐痕あり。聴診時ラ音聴取。換気抵抗あり。口腔内に食物残渣あり（清拭で除去可）。さらに換気抵抗が続き，喉頭展開しても異物は視認できず。
備考 ：気管挿管1次確認時にEDDチェッカーの再膨張鈍い。換気抵抗あり，気管内吸引後換気抵抗改善。吸引物はピンク色の泡沫状痰。普段の血圧は130/100（内服時）。ADLは良好。

▶バイタル

	接触時	容態変化① ―気管内吸引実施後―	容態変化② ―搬送中―
JCS	Ⅱ－20	Ⅲ－300	Ⅲ－300
BP	180/100	測定不可	測定不可
HR	60(10)	触知せず	触知せず
RR	24(4) 喘鳴様	感ぜず	感ぜず
SpO2	91	エラー	エラー
瞳孔	3(+)/3(+)	4(−)/4(−)	4(−)/4(−)
体温	37.3	37.1	36.5
心電図	ST上昇	VF→PEA	VF
皮膚	発汗	発汗	発汗

▶傷病者状態

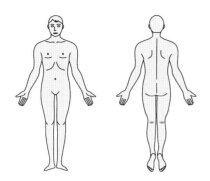

- Sinus（ST上昇）→ VF → PEA → VF
- 嘔吐痕あり
- 発汗著明

＊くも膜下出血には明らかな神経所見は
　認めない。

▶観察のポイント

- 重症のくも膜下出血では突然の意識消失，呼吸停止が起こりうる。
- BVMにて自発呼吸が回復するなど変化が大きいので，適切な対応力が求められる。

▶心電図波形変化

● ST上昇

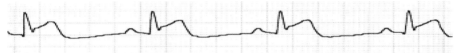

● VF

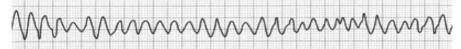

● PEA

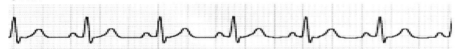

VF・VT以外の波形で脈が触れないもの（QRSの幅が狭い）

≫≫ Advice

1. 迅速な嘔吐介助
2. 傷病者への刺激は最小限にとどめる
3. 気管内吸引後の直接指示（オンライン）下の除細動
4. 質の高い継続したCPR（圧迫位置，深さ，テンポ，リコイル）の実施

- 突発する激しい頭痛（特に後頭部）と嘔気・嘔吐，重症例では意識障害を伴う。重度の
  くも膜下出血では，発症直後に心肺停止や神経原性肺水腫により呼吸困難を起こすこと
  があり，急性心筋梗塞に類似した心電図変化に加え，心不全をきたす。「たこつぼ型
  心筋症」と呼ばれる合併症もある。発症直後は仮止血した動脈瘤の再破裂が死亡原因と
  なる。嘔吐や興奮，疼痛などの刺激による血圧上昇はできるだけ回避する。

| Scene 12 院外心肺停止 偶発性低体温 | ▶活動目的
①病態を理解し優先すべき対応を判断できる（車内収容優先）。
②保温・除細動器装着が迅速にできる。
③低体温から心肺停止に至る病態を理解する。 |

▷「第10版 救急救命士標準テキスト」→ pp.821～823

 出場指令 ○○市△△町××。□□運動公園にて急病人。60歳代男性。公園ベンチで意識消失していた模様。以下，詳細不明。

■病態

低体温とは深部体温35℃以下の状態を指す。発症には熱産生の減少，熱喪失の亢進，体温調節異常の3因子が関与する。深部体温が28℃以下になるとVFをきたし，心肺停止となる。

▶状況評価

現病歴	：早朝，公園の管理者が散歩中にベンチで意識がない本人を発見し救急要請。
接触時体位	：仰臥位
既往歴	：不明
アレルギー	：不明
関係者	：管理者
時間経過	：要請から5分後救急隊到着
服薬	：不明
最終食事	：不明
備考	：メイン進入可

▶所見・情報

主訴	：JCSⅢ桁のため聴取できず。
観察所見	：顔面蒼白，口唇チアノーゼあり。衣服がびしょびしょに濡れていて全身が冷たい。アルコール臭あり。
備考	：警察を要請し，「身元の確認をしてください」と指示できれば以下の情報を得ることができる。 ・氏名（年齢） ・住所 ・電話番号

▶バイタル

	接触時	容態変化① ―接触から3分後―	容態変化② ―IV, アドレナリン投与後―
JCS	Ⅲ－300	Ⅲ－300	Ⅲ－300
BP	触知せず	測定不可	測定不可
HR	42 (7)	触知せず	触知せず
RR	6 (1)	感ぜず	感ぜず
SpO₂	エラー	エラー	エラー
瞳孔	3 (+) / 3 (+)	4 (−) / 4 (−)	4 (−) / 4 (−)
体温	33.4	33.2	34.0
心電図	洞調律 (徐脈・J波)	PEA	VF→PEA
皮膚	蒼白，全身濡れている	蒼白	蒼白

▶傷病者状態

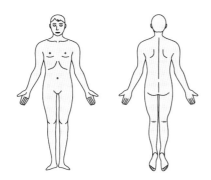

- Sinus（徐脈＋J波）➡ PEA ➡ VF ➡ PEA
- アルコール臭
- 全身濡れている
- 顔面蒼白
- 口唇チアノーゼ

▶観察のポイント

- 偶発性低体温では体表が濡れている，体が冷たいなどで四肢末梢の脈拍を触れにくい。正しい
  バイタルサインと体温測定を行う。
- 無理な搬送による刺激などでVFを起こしやすいことを理解し，愛護的に行う。

▶心電図波形変化

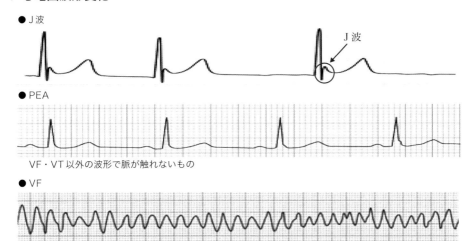

●J波

J波

●PEA

VF・VT以外の波形で脈が触れないもの

●VF

≫ Advice

1．車内収容優先
2．呼吸・脈拍・心電図モニターの観察要領
3．質の高い継続したCPR（圧迫位置，深さ，テンポ，リコイル）の実施

- 低体温傷病者は呼吸数が低下し，心拍数も低下し，末梢血管が収縮していることから
  心肺停止の判断が難しい。したがって，呼吸・脈拍・心電図モニターの観察は30～45秒
  かけて行う。明らかな死体現象がないかぎり遅滞なく蘇生を開始すべきである。体温が
  32℃を下回ると徐脈・徐呼吸を，28℃を下回ると心室細動や心静止となり致死的な状態
  となる。現場活動では濡れた衣服の除去，毛布などでの積極的な保温が重要である。

Scene 13
院外心肺停止
慢性腎不全

▶活動目的

①処置の優先順位を判断できる（シャント側での静脈路確保は行わない）。

②活動を通じて各処置のプロトコールに従った活動が実施できる。

③慢性腎不全・透析中の傷病者の病態を理解し，心肺停止を予防できる。

▷「「第10版 救急救命士標準テキスト」→ pp.600～601

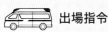 出場指令　○○市△△町××。□□方急病人。62歳男性。自宅居室にて卒倒した模様。以下，詳細不明。

■病態

腎臓の機能が障害されると老廃物を排出（特にカリウム）できなくなるため，人工的に腎臓の機能を代行しなければならない。これが透析療法で，血液透析と腹膜透析がある。血液透析を受けている人には動脈と静脈を吻合して動静脈瘻を作成した内シャントがある。慢性腎不全では体内にカリウムが貯留し高カリウム血症からVF，心肺停止に至る。

▶状況評価

現病歴	：数日前から風邪をひいて体調を崩しており，通院を明日に予定していた。動くと息苦しいと言っていたが，昼頃に意識がなくなっているのを家人が発見。10分くらい前には家人が本人と話している。
接触時体位	：仰臥位（ベットの上）
既往歴	：高血圧（9年前より），慢性腎不全（5年前より）
アレルギー	：なし
関係者	：家人
時間経過	：要請から3分後救急隊到着
服薬	：透析（週3回） 降圧剤，アダラートCR（20mg） （□□クリニック）
最終食事	：発症3時間前，お粥
備考	：メイン進入不可

▶所見・情報

主訴	：3日前から体調不良を訴えていた。昨日，透析予定だったが体調不良で行けず，明日通院を予定していた（問診時に家人が回答）。
観察所見	：苦悶様顔貌，右前腕にシャントあり。
備考	：普段の血圧は150/100（内服時）。ADLは良好。

▶バイタル

	接触時	容態変化① —接触から3分後—	容態変化② —IV, アドレナリン投与後—
JCS	Ⅲ－300	Ⅲ－300	Ⅲ－300
BP	80/－（触）	測定不可	測定不可
HR	120(20)	触知せず	触知せず
RR	30(5)	感ぜず	感ぜず
SpO2	80	エラー	エラー
瞳孔	3(±)/3(±)	4(-)/4(-)	4(-)/4(-)
体温	36.8	36.2	35.6
心電図	洞調律(頻脈)	PEA	VF→PEA
皮膚	冷汗，蒼白	冷汗，蒼白	冷汗，蒼白

▶傷病者状態

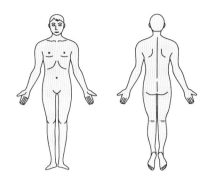

- Sinus → PEA → VF → PEA
- 顔面蒼白
- 冷汗著明
- 右前腕にシャントあり

▶観察のポイント

- 透析傷病者では腕にシャントによる拍動を確認できる。
- シャントのある側では静脈路確保はできないので注意する。

▶心電図波形変化

● 洞調律　　　　　　テント状 T 波

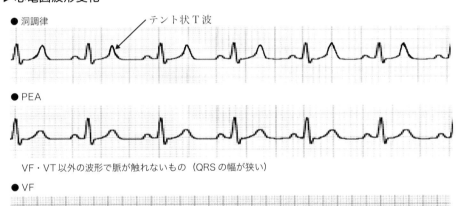

● PEA

VF・VT 以外の波形で脈が触れないもの（QRS の幅が狭い）

● VF

≫ Advice

1．シャントの存在の確認
2．シャント側を避けた処置の実施（血圧測定，静脈路確保）
3．薬剤投与後の直接指示（オンライン）下の除細動
4．質の高い継続した CPR（圧迫位置，深さ，テンポ，リコイル）の実施

- 心電図を観察し，高カリウム血症を疑わせるテント状 T 波所見を確認する。しかし，高カリウム血症が必ずしも心電図で検出できるわけではないので，心室細動または心静止に対する備えは必要である。血液透析中の傷病者では内シャントの閉塞を防止するため，内シャントのある側の上肢で血圧測定や静脈路確保を行ってはならない。外来透析を受けている傷病者で腎不全が主な病態として考えられるときは，治療を受けている施設へ搬送するのが原則であるが，無床診療所や夜間・休日では受け入れが困難なことも多い。腎不全以外の病態の合併が考えられるときは高次救急医療機関に搬送する。

外 傷

Scene 14		**▶活動目的**
		①外傷活動における緊急度・重症度判断ができる。
外 傷		②緊急処置などの優先順位を判断できる。
緊張性気胸		③緊張性気胸がショックに至る状況を理解し，心肺停止を予防できる。

▶「第10版 救急救命士標準テキスト」→ p.735，「JPTEC ガイドブック」→ pp.68～69

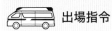 **出場指令** ○○市△△町××。□□路上。20歳男性。バイク単独事故。以下，詳細不明。

■病 態

肺もしくは胸壁に生じた一方弁によって空気が胸腔内圧に閉じ込められ，損傷側の胸腔内圧が上昇し，静脈還流が障害されて循環不全に陥る。患側肺は虚脱する一方，対側肺も縦隔偏位のため圧迫されて呼吸不全に陥る。呼吸と循環ともに急速に障害されるため，心肺停止となりやすい。

▶状況評価

現病歴	：側面軽度破損。スピード30km程度。バイクとの距離0m。オイル漏れなし，ブレーキ痕なし，ヘルメットは外れている。高リスク受傷機転!?
接触時体位	：仰臥位
既往歴	：なし
アレルギー	：花粉症
関係者	：警察官
時間経過	：要請から9分後救急隊到着
服薬	：本日体調不良で感冒薬を服用
最終食事	：受傷1時間前
備考	：メイン進入可

▶所見・情報

環境観察	：側面軽度破損，スピード30km程度，バイクとの距離0m，オイル漏れなし，ブレーキ痕なし，ヘルメットは外れている。高リスク受傷機転!?
観察所見	：右胸部圧痛あり，右下腿活動性出血。
備考	：呼吸苦。胸が痛い。転倒した際に胸をぶつけた（詳しくは覚えていない）。

▶バイタル

	接触時	容態変化
JCS	I－1	II－30
BP	100/70	80/64
HR	120 (20) 弱速	114 (19) 弱速
RR	20 (4) 浅速	30 (5) 浅速
SpO₂	93	85
瞳孔	4 (+) / 4 (+)	4 (+) / 4 (+)
体温	36.4	35.9
心電図	洞性頻脈	洞性頻脈
皮膚	蒼白，冷汗	蒼白，冷汗
備考	－	車内収容後，胸部観察で右胸壁の膨隆，皮下気腫

▶傷病者状態

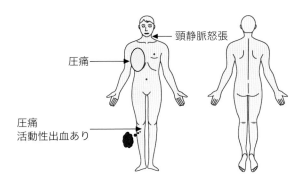

頸静脈怒張

圧痛

圧痛
活動性出血あり

▶観察のポイント
- 緊張性気胸ではショックにもかかわらず頸静脈怒張や損傷部の胸壁膨隆，呼吸音の聴取ができないなどの所見を見逃さない。

▶心電図波形変化
● 洞調律

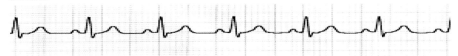

▬Memo・関連項目
- SpO₂値の低下の原因は緊張性気胸による換気面積の減少
    →減圧・脱気が急務
    →迅速な高濃度酸素投与

≫ Advice

▶1. 安全管理　2. 受傷機転の把握　3. 環境観察　4. ロード＆ゴーの判断

- 安全確保はすべての活動に優先する。自身の安全，現場の安全，傷病者の安全の順である。いちばん最初に接触するのが警察官の場合は，現場の安全管理はできているか，傷病者の人数，乗用車の破損状況などを聴取し，高リスク受傷機転の判断を的確に行う。
- 緊張性気胸は直ちに胸腔内圧を減圧する必要がある。心肺停止やショック状態などの状況では緊急回避的に胸腔減圧を行う必要がある。しかし，日本においては救急救命士がその処置を行うことは認められていないので，現場では状態が進行し危機的状態となる前の可及的早期搬送が求められる。身体所見から気胸の存在が疑われたら，搬送中の緊張性気胸の進展を常に念頭において対処するよう心がける。

Scene 15

外 傷

フレイルチェスト・緊張性気胸

▶活動目的

①外傷活動における緊急度・重症度判断ができる。

②緊急処置などの優先順位を判断できる。

③フレイルチェストの病態を理解し，ショック・呼吸不全の進行を予防できる。

▷「第10版 救急救命士標準テキスト」→ pp.735〜736，「JPTEC ガイドブック」→ pp.69〜70

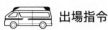 **出場指令** ○○市△△町××。□□路上。45歳男性。バイク単独事故。以下，詳細不明。

■病 態

フレイルチェストは胸壁の一部が他の胸郭との骨連続性を失ったときに発生する。2本以上の連続する肋骨が，それぞれ2か所以上で骨折した場合で，この骨連続性を失った胸壁部分は吸気時に陥没，呼気時に膨隆する。フレイルチェストでは低酸素血症が発生し，正しく処置をしないと心肺停止に至る。

▶状況評価

現病歴	：バイク走行中にカーブを曲がり切れず転倒した（本人談）。
接触時体位	：仰臥位
既往歴	：くも膜下出血（10年前），高血圧（普段140/90）
アレルギー	：鼻炎
関係者	：警察官
時間経過	：要請から9分後救急隊到着
服薬	：鼻炎の薬
最終食事	：受傷4時間前
備考	：メイン進入可

▶所見・情報

環境観察	：前方高度破損，スピード30km程度，バイクとの距離：6m，オイル漏れなし，ブレーキ痕なし，ヘルメットは外れている。
観察所見	：奇異呼吸，左胸部圧痛あり，皮下気腫，打診：鼓音，左下腿活動性出血。
備考	：呼吸苦。胸が痛い。転倒した際に胸をぶつけた（詳しくは覚えていない）。

▶バイタル

	接触時	容態変化 —車内収容後—
JCS	I −1	II − 30
BP	100/70	80/64
HR	120 (20) 弱速	132 (22) 弱速
RR	24 (4) 浅速	30 (5) 浅速
SpO₂	93	84
瞳孔	3 (+) /3 (+)	4 (+) /4 (+)
体温	36. 4	35. 5
心電図	洞性頻脈	洞性頻脈
皮膚	蒼白，冷感	蒼白，冷感

► 傷病者状態

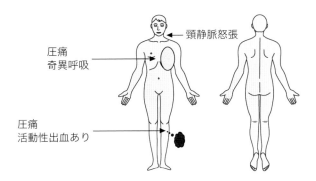

頸静脈怒張

圧痛
奇異呼吸

圧痛
活動性出血あり

► 観察のポイント

- フレイルチェストでは，まず呼吸によって胸壁が上下に動くことを確認する。
- 慌てずに用手的に胸壁を圧迫し，その上を硬く丸めたタオルなどで動く胸壁を圧迫固定する。

► 心電図波形変化

● 洞調律

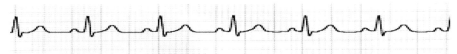

Memo・関連項目

- Part II 資料集「図 1　フレイルチェスト」参照（62頁）
- SpO_2 値低下の原因は，①フレイルチェスト（奇異呼吸）による換気不全，②肺挫傷による肺の酸素化悪化，③肋骨骨折の疼痛による換気不全

⋙ Advice

►1. 安全管理　2. 受傷機転の把握　3. 環境観察　4. ロード＆ゴーの判断

- 肺挫傷や胸壁の損傷により生じた気胸が増悪し，胸腔内圧が上昇して呼吸困難をきたす。同時に静脈還流障害から血圧低下を生じる。早期に脱気処置を必要とする状態である。循環血液量減少性ショックを併発していないときは，静脈圧上昇による頸静脈怒張を認める。
- フレイルチェストに対して救急隊員が現場で行うべき処置は，高濃度酸素の投与とフレイルセグメントを用手的に圧迫して胸壁の動揺と疼痛の軽減に努める。これだけで傷病者の呼吸困難や不安が著明に改善されることがある。次に，フレイルセグメント部分に厚手のガーゼやタオルを当て，太めのテープでフレイルの胸壁半周を固定し，用手的圧迫の代用として胸壁動揺を最小限にする。その際に，テープを体幹全周に巻いたり砂嚢や輸液バックでフレイルセグメントを圧迫したりすることは，呼吸運動を抑制させたり肺胞低換気を助長するので行ってはならない。

	Scene 16
	外 傷
	開放性気胸

▶活動目的
①外傷活動における緊急度・重症度判断ができる。
②緊急処置などの優先順位を判断できる。
③開放性気胸の病態を理解し，ショックの進行を予防できる。

▷「第10版 救急救命士標準テキスト」→ pp.735〜738，「JPTEC ガイドブック」→ pp.69〜70

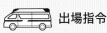 **出場指令** ○○市△△町××。53歳男性。
庭の木を剪定中，地面に落下した模様。以下，詳細不明。

■病 態

胸壁の大きな欠損は，開放したままにしておくと呼吸をするたびに空気は胸壁欠損部を優先的に通過する。このため気道を通過する有効な換気は障害され，低酸素血症および緊張性気胸に陥る。さらに病態が悪化すると心肺停止になる。

▶状況評価

現病歴	：庭の木を剪定していたらバランスを崩して落ちてしまった（同僚談）。
接触時体位	：仰臥位
既往歴	：脂質異常症
アレルギー	：なし
関係者	：同僚
時間経過	：要請から9分後救急隊到着
服薬	：抗凝固薬（□□クリニック）
最終食事	：受傷3時間前
備考	：メイン進入可

▶所見・情報

環境観察	：剪定ばさみを持ったまま，脚立の最上段より土の地面に6m程落下。
観察所見	：左胸部開放創（4cm程度），泡沫状出血（創周囲に皮下気腫），呼吸音減弱。打診→鼓音。右前腕変形・圧痛。
備考	：呼吸苦。胸が痛い（落下した際に剪定はさみが胸部に刺さり自分で抜いた）。

▶バイタル

	接触時	容態変化 —車内収容後—
JCS	I−2	II−20
BP	94/76	80/60
HR	120 (20) 弱速	126 (21) 弱速
RR	24 (4) 浅速	30 (5) 浅速
SpO₂	92	83
瞳孔	3 (+) /3 (+)	4 (+) /4 (+)
体温	36.4	35.9
心電図	洞性頻脈	洞性頻脈
皮膚	蒼白，冷汗	蒼白，冷汗

►傷病者状態

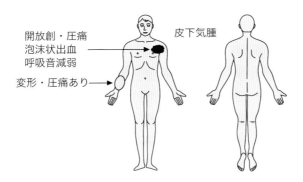

開放創・圧痛
泡沫状出血
呼吸音減弱

皮下気腫

変形・圧痛あり

►観察のポイント

- 胸部の穿通性損傷では空気の出入りが呼吸と一致して存在する。慌てずにガーゼで押さえ，次に三辺テーピングあるいはチェストシールを貼布する。

►心電図波形変化

● 洞性頻脈

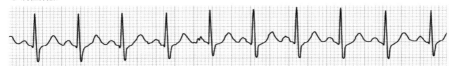

▬Memo・関連項目

- 穿通性胸部外傷に対しては三辺テーピングを行い，まず開放創からの空気の出入りを防ぐ（チェストシールの貼布）。

≫ Advice

►1. 安全管理　2. 受傷機転の把握　3. 環境観察　4. ロード＆ゴーの判断

- 胸壁の大きな欠損は，開放したままにしておくと努力呼吸をするたびに空気は胸壁欠損部を優先的に通過する。このため気道を通過する有効な換気は障害され，低酸素血症および緊張性気胸に陥る。これを開放性気胸という。
- 救急隊員は，開放性気胸と判断したならば速やかに適切な処置を施さなければならない。開放性気胸の現場での処置としては，胸壁欠損部をラップ材で速やかに閉鎖し，その三辺をテープで固定する三辺テーピング法がある。三辺をテープで固定することにより，ハイムリッヒバルブの役割を期待できる。傷病者の吸気時にはラップ材が創に吸着して閉鎖し空気が入ることを防ぎ，傷病者の呼気時にはラップ材が固定していない辺から空気が排出される。

<table>
<tr><td>

Scene 17

外 傷

心タンポナーデ

</td><td>

▶活動目的
①外傷活動における緊急度・重症度判断ができる。
②緊急処置などの優先順位を判断できる。
③心タンポナーデの病態を理解し，ショックの進行を予防できる。

▷「第10版 救急救命士標準テキスト」→ p.734，「JPTECガイドブック」→ pp.70〜71

</td></tr>
</table>

 出場指令 ○○市△△町××。47歳女性。
乗用車運転中に電柱に衝突した模様。以下，詳細不明。

■病 態

外傷性の心タンポナーデは心嚢内に血液が貯留して心臓の拡張障害をきたした状態である。ベックの三徴，奇脈，心電図の低電位などが出現する。著明な低血圧から閉塞性ショックをきたし，処置がなされないと心肺停止に至る。

▶状況評価

現病歴 ：運転していたら脇から子どもが出てきて，避けたら電柱にぶつかった。車外へは自分で脱出した。
接触時体位：仰臥位
既往歴 ：高血圧
アレルギー：卵
関係者 ：警察官
時間経過 ：要請から6分後救急隊到着
服薬 ：降圧剤（□□クリニック）
最終食事 ：受傷2時間前
備考 ：メイン進入可

▶所見・情報

環境観察：オイル漏れなし，ブレーキ痕あり，エアバック作動なし，シートベルト装着なし，前方高度破損，スピード40km程度。
観察所見：右前頭部挫創，頸静脈怒張，前胸部ハンドル痕・心音微弱，両膝蓋部挫創（車から出るときに這うように出たため）。
備考 ：呼吸苦。胸が痛い。

▶バイタル

	接触時	容態変化 —車内収容後—
JCS	I－2	II－30
BP	94/76	78/60
HR	120 (20) 弱速	132 (22) 弱速
RR	24 (4) 浅速	30 (5) 浅速
SpO₂	92	83
瞳孔	4 (+) / 4 (+)	4 (+) / 4 (+)
体温	36. 4	36. 4
心電図	洞性頻脈	洞性頻脈
皮膚	蒼白，冷感	蒼白，冷感，頸静脈怒張

▶傷病者状態

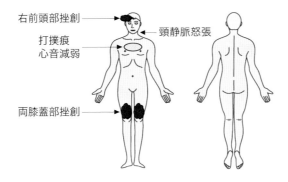

右前頭部挫創
打撲痕
心音減弱
両膝蓋部挫創
頸静脈怒張

▶観察のポイント

- 心タンポナーデの多くに胸壁前面の打撲痕が存在しているので，視診，触診を忘れない。頸静脈の怒張とともに，心タンポナーデを判断する大事なポイントである。

▶心電図波形変化

● 洞性頻脈

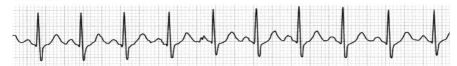

▬Memo・関連項目

- 心タンポナーデの判断にはベックの三徴，特に頸静脈怒張が特徴的である。
- ベックの三徴には，「頸静脈怒張・動脈圧低下・心音減弱」がある。
- 迅速に心嚢ドレナージのできる医療機関への搬送が望まれる。

》》 Advice

▶1. 安全管理　2. 受傷機転の把握　3. 環境観察　4. ロード＆ゴーの判断

- 外傷による心タンポナーデの多くは右房や右心室の心破裂によるものであり，搬送途上で心肺停止に至る危険性が高い。頸静脈怒張を伴う緊張性気胸は，心タンポナーデと臨床徴候が類似しているので詳細に観察を行う。
- このように，救急現場で心タンポナーデの観察判断を下すことができてもその解除はできないため，早期の搬送を常とする。病院内で心嚢ドレナージを行うことが唯一の処置であり，そのため，迅速に救命救急センターへ搬送することが求められる。

Scene 18
外 傷
血気胸

▶活動目的
①外傷活動における緊急度・重症度判断ができる。
②緊急処置などの優先順位を判断できる。
③大量血胸・気胸の病態を理解し，ショックの進行を予防できる。

▷「第10版 救急救命士標準テキスト」→ p.735，「JPTEC ガイドブック」→ pp.70～71

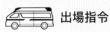 **出場指令**　○○市△△町××。35歳男性。
歩行中に車に跳ねられた模様。以下，詳細不明。

■病 態

血気胸は，血胸と気胸が同時に存在した状態をいう。緊張性気胸，大量血胸，開放性気胸は，防ぎ得た外傷死（PTD；preventable trauma death）の原因となる。外傷の初期診療で見逃してはならない重要な病態である。胸壁の詳細な観察により，血気胸の発生を疑う。

▶状況評価

現病歴 ：横断歩道を歩いていたら，信号無視した車に跳ねられた（友人談）。
接触時体位：仰臥位
既往歴 ：てんかん
アレルギー：なし
関係者 ：友人
時間経過 ：要請から7分後救急隊到着
服薬 ：抗てんかん薬（□□クリニック）
最終食事 ：受傷4時間前
備考 ：メイン進入可

▶所見・情報

環境観察：車は走り去っておりひき逃げ状態。
破損状況不明。友人の情報では40km以上は出ていたとのこと。ブレーキ痕などなし（警察を救急隊から要請するとすぐに駆けつけてくれる）。
観察所見：右胸部打撲痕，皮下気腫，右呼吸音減弱，打診→濁音聴取，右前腕活動性出血（5cm程度の割創）。
備考 ：呼吸苦。胸が痛い。

▶バイタル

	接触時	容態変化 ―車内収容後―
JCS	Ⅰ－2	Ⅱ－30
BP	94/76	90/―
HR	120(20)　弱速	132(22)　弱速
RR	24(4)　浅速	30(5)　浅速
SpO₂	92	86
瞳孔	3(+)/3(+)	4(+)/4(+)
体温	36.4	36.4
心電図	洞性頻脈	洞性頻脈
皮膚	蒼白，冷感	蒼白，冷感

►傷病者状態

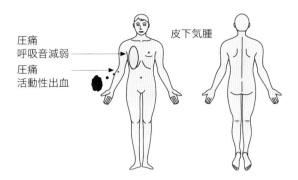

圧痛
呼吸音減弱
圧痛
活動性出血
皮下気腫

►観察のポイント

- 鈍的胸部外傷では，まず胸壁の打撲痕の存在，さらに胸壁を触診し，軋音や圧痛を確認する。

►心電図波形変化

● 洞性頻脈

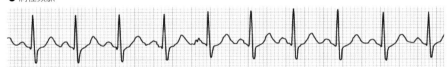

━Memo・関連項目

- Part II 資料集「図2　出血量の推定」参照（62頁）
- ショック指数＝HR120／SBP94＝1.23≒1200mLの出血
- SpO_2値の低下の原因は，血胸・気胸による換気面積の減少，出血性ショック

≫ Advice

►1. 安全管理　2. 受傷機転の把握　3. 環境観察　4. ロード＆ゴーの判断

- 気胸を疑わせる傷病者へ陽圧換気を行う際には，換気抵抗の変化に十分な注意が必要である。血気胸では打診上濁音を呈するが，救急現場での確認・判断は必ずしも容易ではない。
- ショック状態を呈している場合，大出血が進行している可能性が極めて高いため，緊急開胸をすぐさま施行できる医療機関へ迅速に搬送することが重要である。

▶活動目的
①外傷活動における緊急度・重症度判断ができる。
②緊急処置などの優先順位を判断できる。
③腸管脱出の病態を理解し，ショックの進行を予防できる。

▶「第10版 救急救命士標準テキスト」→pp.741〜742，「JPTEC ガイドブック」→pp.162〜163

出場指令 ○○市△△町××。64歳男性。
路上にて暴行を受けた模様。以下，詳細不明。

■病 態

刺創などの開放性腹部損傷では，小腸などの消化管が創から脱出することがある。
腹圧が加わると腸管脱出の程度はさらに増加する。脱出した腸間膜が捻じれたり，
圧迫されたりすると，腸管の循環が障害される。腸管は乾燥しないようにラップフ
ィルムで被覆する。脱水，出血性ショックが遷延すると心肺停止に至ることがある。

▶状況評価

現病歴	：帰宅途中，何人かの若者に暴行を受け，金を求められ，断ったら刃物で刺された。
接触時体位	：仰臥位
既往歴	：不明
アレルギー	：不明
関係者	：警察官
時間経過	：要請から7分後救急隊到着
服薬	：不明
最終食事	：不明
備考	：メイン進入可

▶所見・情報

環境観察	：犯人は現在逃走中。臍部腸管脱出（出血なし），右前腕活動性出血，右下腿変形・圧痛あり。
観察所見	：前腕切創→4cm，刃物→果物ナイフ（刃渡り10cm・先端9cmに血痕）腹部刺創→8cm，脱出腸管→20cm程，色は少し黒ずんでおり，乾燥している。

▶バイタル

	接触時	容態変化 ―車内収容後―
JCS	I－2	II－30
BP	94/76	90/―
HR	120（20）弱速	132（22）弱速
RR	24（4）浅速	30（5）浅速
SpO₂	92	86
瞳孔	3(+)/3(+)	4(+)/4(+)
体温	36.4	36.4
心電図	洞性頻脈	洞性頻脈
皮膚	蒼白，冷汗	蒼白，冷汗

▶傷病者状態

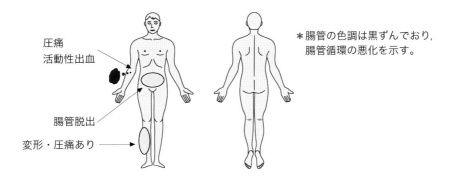

圧痛
活動性出血

腸管脱出

変形・圧痛あり

＊腸管の色調は黒ずんでおり，
腸管循環の悪化を示す。

▶観察のポイント

- 脱出腸管の色調を確認する。
  →ピンク色をしていれば血行はよいが，黒ずんでいる場合には腸管循環が障害されている（多くは根部で締めつけられている）ことが考えられる。

▶心電図波形変化

● 洞性頻脈

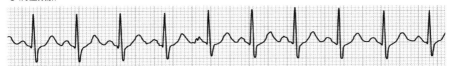

▶Memo・関連項目

- ショック指数＝HR120 / SBP94 ＝ 1.2 ≒ 1200mLの出血
- 必要輸液量＝3600〜4800mLの乳酸リンゲル液の投与が必要

>>> Advice

▶1. 安全管理　2. 受傷機転の把握　3. 環境観察　4. ロード＆ゴーの判断

- 腸管が脱出している場合，生理食塩水で湿らせたガーゼで被覆するのが理想であるが，救急車内には積載していないので，創部全体をラップ材・アルミシートで愛護的に被覆する。脱出した腸管の色調を確認するとともに腹腔内へ戻さないことに留意し，手術治療が可能な医療機関へ搬送する。

▶活動目的

①外傷活動における緊急度・重症度判断ができる。

②緊急処置などの優先順位を判断できる。

③シートベルト外傷の病態を理解し，ショックの進行を予防できる。

▷「第10版 救急救命士標準テキスト」→ pp.739～742，「JPTEC ガイドブック」→ pp.73～77

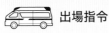 **出場指令** ○○市△△町××。37歳女性。
乗用車単独事故。以下，詳細不明。

■病 態

シートベルトによって特有の損傷が生じることがある。腹部ベルトと脊椎との間で腸管や腸間膜が圧迫されて損傷したり，腹部ベルトを中心に腰椎が強く前屈して損傷される。多くは腹腔内臓の損傷で，肝破裂，胃破裂，腸間膜損傷，小腸破裂などをきたす。

▶状況評価

現病歴 ：車を運転中によそ見をしていて，電柱に衝突してしまった。車外へは自分で脱出した。

接触時体位：仰臥位

既往歴 ：高血圧（9年前から）

アレルギー：なし

関係者 ：警察官

時間経過 ：要請から10分後救急隊到着

服薬 ：降圧剤（□□クリニック）

最終食事 ：2時間前

備考 ：メイン進入可

▶所見・情報

環境観察：車両前方高度破損，オイル漏れあり，ブレーキ痕なし，スピード40km程。

観察所見：後頸部圧痛。下腹部：シートベルト痕，圧痛・反跳痛。グル音消失，筋性防御。右下腿部：圧痛，活動性出血。

主訴 ：首，腹部全体が痛い。

▶バイタル

	接触時	容態変化 ―車内収容後―
JCS	I－2	III－100
BP	100/70	80/－
HR	114 (19) 弱速	120 (20) 弱速
RR	24 (4) 浅速	36 (6) 浅速
SpO2	92	90
瞳孔	3 (+) /3 (+)	4 (+) /4 (+)
体温	36.4	35.9
心電図	洞性頻脈	洞性頻脈
皮膚	蒼白，冷汗	蒼白，冷汗

▶傷病者状態

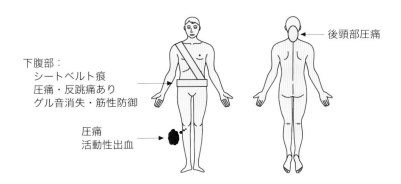

下腹部：
　シートベルト痕
　圧痛・反跳痛あり
　グル音消失・筋性防御

圧痛
活動性出血

後頸部圧痛

▶観察のポイント

- シートベルト痕から胸腔や腹腔内の損傷を推定する。

▶心電図波形変化

● 洞性頻脈

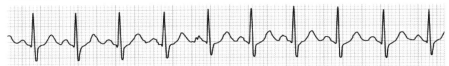

▬Memo・関連項目

- Part Ⅱ 資料集「図 3　圧迫による腹部外傷」参照（63頁）
- ショック指数＝ HR 114 / SBP 100 ＝ 1.14 ≒ 1100 mL の出血
- 必要輸液量＝ 3300 〜 4400 mL の乳酸リンゲル液の投与が必要

≫ Advice

▶1. 安全管理　2. 受傷機転の把握　3. 環境観察　4. ロード＆ゴーの判断

- 交通事故で負傷した傷病者の情報には，車の速度・衝突の形態（前方衝突，側方衝突，接触事故，横転など），シートベルト着用の有無，車内での傷病者の位置，同乗者の状態などが含まれる。そういった情報を関係者から素早く的確に聴取する必要がある。

<table>
<tr><td>Scene 21
外 傷
腹部穿通性異物</td><td>▶活動目的
①外傷活動における緊急度・重症度判断ができる。
②緊急処置などの優先順位を判断できる。
③穿通性腹部損傷の病態を理解し，ショックの進行を予防できる。

▶「第10版 救急救命士標準テキスト」→pp.739〜742，「JPTEC ガイドブック」→pp.73〜77, 165〜169</td></tr>
</table>

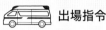 **出場指令** ○○市△△町××。35歳男性。伐採中，木から転落。以下，詳細不明。

■病態

成傷器が刺さったままの場合には抜去しない。搬送に際して動揺しないよう確実に固定する。刺創は創口こそ小さいことが多いが，創自体は深く深部の大血管や臓器を損傷していることもある。

▶状況評価

現病歴	：伐採中にバランスを崩して木から転落した。途中，枝が折れて地面落下時に腹部に刺さったとのこと（家人談）。
接触時体位	：仰臥位
既往歴	：糖尿病（5年前から）
アレルギー	：ハウスダスト
関係者	：家人
時間経過	：要請から10分後救急隊到着
服薬	：インスリン注射（□□クリニック）
最終食事	：4時間前
備考	：メイン進入可

▶所見・情報

環境観察	：周囲は木に囲まれている。高さ5m，地面は土，中間物に枝木。
観察所見	：後頸部圧痛，右上腹部穿通性異物（出血微量），左大腿変形・圧痛，右下腿活動性出血，下腿挫創4cm，異物→枝（長さ15cm，直径10cm）。
主訴	：首・腹部が痛い。

▶バイタル

	接触時	容態変化 —車内収容後—
JCS	I−3	III−100
BP	106/70	70/−
HR	114(19) 弱速	126(21) 弱速
RR	20(4) 浅速	36(6) 浅速
SpO₂	92	92
瞳孔	4(+)/4(+)	4(+)/4(+)
体温	36.2	35.6
心電図	洞性頻脈	洞性頻脈
皮膚	蒼白，冷汗	蒼白，冷汗

▶傷病者状態

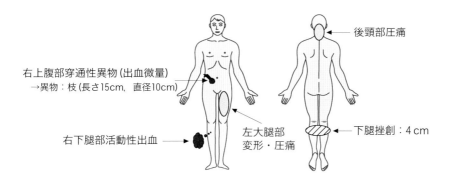

後頸部圧痛

右上腹部穿通性異物 (出血微量)
→異物：枝 (長さ15cm，直径10cm)

左大腿部
変形・圧痛

右下腿部活動性出血

下腿挫創：4cm

▶観察のポイント

- 穿通創では穿通物を固定し，刺入方向から損傷部位を推定する。
- ログロールは禁忌。

▶心電図波形変化

● 洞性頻脈

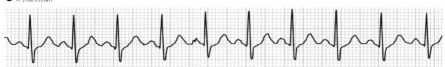

📑Memo・関連項目

表1　腹部所見を正確にとれない状況

1	意識障害	4	激しい他部位損傷
2	アルコール過量摂取	5	頸髄損傷
3	薬物中毒	6	精神疾患

≫　Advice

▶1. 安全管理　2. 受傷機転の把握　3. 環境観察　4. 成傷器の把握

- 刺創や銃創などの穿通性外傷の場合は，創の数や刺・射入部位の観察も忘れてはならない。腹部に成傷器が刺さっている場合は，抜去せずにタオルなどで固定して動揺を与えないように慎重に搬送する。腹部臓器をさらに傷つけてしまわないために，また，腹圧をかけたりしないために，腹部刺創がある場合には触診は行わない。ログロールは禁忌である。
- 活動時に刃物や異物によって救助者自身が負傷しないように注意する。

Scene 22

外 傷

頸髄損傷

▶活動目的
①外傷活動における緊急度・重症度判断ができる。
②頸髄損傷（完全損傷）の病態を理解し，適切な処置ができる。
③頸髄損傷の病態を理解し，ショックの進行を予防できる。

▶「第10版 救急救命士標準テキスト」→ pp.727〜732

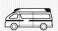 **出場指令** ○○市△△町××。30代男性。
バイク走行中，転倒した模様。以下，詳細不明。

■病 態

脊椎損傷に伴って脊柱管の内部にある脊髄が損傷されると重大な機能障害が発生する。骨折は数か月で回復するが，脊髄の機能障害（神経障害）の多くは永続的に残る。脊椎運動制限の重要性が高くプレホスピタルケアプロバイダーのもつ役割と責任を十分理解する。

▶状況評価

現病歴	：バイクに乗っていたらカーブで曲がり切れず転んでしまった。
接触時体位	：仰臥位
既往歴	：なし
アレルギー	：なし
関係者	：警察官
時間経過	：要請から5分後救急隊到着
服薬	：なし
最終食事	：受傷3時間前
備考	：メイン進入可

▶所見・情報

| 環境観察 | ：バイク（250cc）の右側高度破損，オイル漏れ・ブレーキ痕なし，スピードは50km程出ていた。ヘルメットは外れている。バイクとの距離は5m（警察官が関係者から目撃情報を聴取）。 |
| 観察所見 | ：後頸部圧痛あり，頸髄以下全感覚障害（運動・知覚麻痺），右下腹部打撲痕あり。ヘルメット→右側破損。索状痕なし，呼吸様式→胸部の挙上はなく，腹部の動きのみ（腹式呼吸）。 |

▶バイタル

	接触時	容態変化 ―車内収容後―
JCS	I−3R	I−3R
BP	90/72	70/58
HR	42（7）	42（7）
RR	12（2）	12（2）
SpO₂	95	94
瞳孔	3（+）/3（+）	3（+）/3（+）
体温	36.5	36.5
心電図	洞性徐脈	洞性徐脈
皮膚	温感	温感

▶傷病者状態

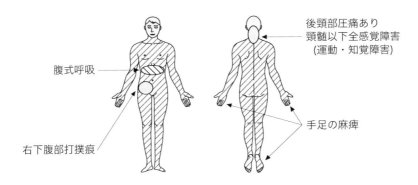

後頸部圧痛あり
頸髄以下全感覚障害
（運動・知覚障害）

腹式呼吸

手足の麻痺

右下腹部打撲痕

▶観察のポイント

- 腹式呼吸が存在し手足の麻痺がある場合，下部頸髄損傷を考える。
- 完全頸髄損傷では損傷部以下の運動・知覚麻痺が生じる。

▶心電図波形変化

● 洞性徐脈

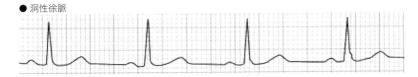

🔲Memo・関連項目

- Part II 資料集「図 4　脊髄の断面でみる局在機能と症状」参照（63頁）
- 腹式呼吸：C5〜C7，Th1〜Th9までの下部頸髄，上位胸髄損傷で起こる。呼吸に関する
  筋肉群のうち横隔神経のみが動いている状態である。

≫ Advice

▶1. 安全管理　2. 受傷機転の把握　3. 環境観察　4. 緊急度・重症度の判断

- 一般に脊髄損傷の緊急度は高くないが，脊椎の脱臼などで脊髄への圧迫が持続している
  場合には緊急の除圧が必要となる。頸髄損傷で呼吸障害がある場合や，神経原性ショッ
  クによる徐脈・低血圧を呈している場合の緊急度は高い。
- 脊髄損傷では損傷高位が高いほど重症度は高く，神経症状がない頸椎捻挫や高齢者の
  腰椎圧迫骨折などの重症度は低い。

<table>
<tr><td>

Scene 23

外 傷

中心性頸髄損傷

</td><td>

▶活動目的
①外傷活動における緊急度・重症度判断ができる。
②頚髄損傷（完全損傷）の病態を理解し，適切な処置ができる。
③軽微な受傷機転でも脊髄損傷が発生する機序を理解する。

▷「第10版 救急救命士標準テキスト」→ p.730

</td></tr>
</table>

 出場指令 ○○市△△町××。78歳女性。段差につまずき転倒後，手のしびれと脱力を訴えている模様。以下，詳細不明。

■病 態

加齢により脊柱管狭窄や後縦靱帯骨化症など，脊柱管の狭小化をきたすと軽微な受傷機転でも頚髄の中心部が選択的に障害されて発生する（中心性脊髄損傷）。脊髄の外側を走行する錐体路では外側ほど損傷程度が軽いため，上肢の運動が強く障害される一方で下肢の運動障害は軽微にとどまる。下肢に比べて上肢に強い麻痺やしびれが特徴的である。

▶状況評価

現病歴	：段差につまづいて転び，その後から両手がしびれるようになった。
接触時体位	：腹臥位
既往歴	：脊柱管狭窄症（3年前）
アレルギー	：喘息
関係者	：友人
時間経過	：要請から6分後救急隊到着
服薬	：なし
最終食事	：受傷5時間前
備考	：メイン進入可

▶所見・情報

環境観察	：地面はアスファルト，段差は2～3段。
観察所見	：右前頭部挫創3cm（出血微量）・圧痛あり，後頸部圧痛あり，両上肢感覚障害（表在知覚障害），両膝擦過傷→出血なし（にじむ程度）。
主訴	：両手がしびれて動かない。

▶バイタル

	接触時	容態変化 ―車内収容後―
JCS	清明	清明
BP	138/96	136/90
HR	114（19）	84（14）
RR	24（4）	12（2）
SpO2	96	95
瞳孔	3(+)/3(+)	3(+)/3(+)
体温	36.1	36.1
心電図	洞調律	洞調律
皮膚	上肢が温かい	上肢が温かい

▶傷病者状態

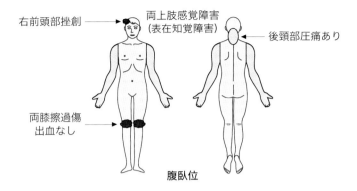

右前頭部挫創

両上肢感覚障害
（表在知覚障害）

後頸部圧痛あり

両膝擦過傷
出血なし

腹臥位

▶観察のポイント

- 通常の脊髄損傷では損傷部以下の神経麻痺が起こるが，中心性脊髄損傷では下肢より上肢に強い障害が発生する。

📖Memo・関連項目

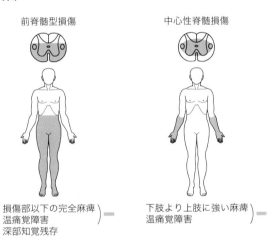

前脊髄型損傷

中心性脊髄損傷

損傷部以下の完全麻痺
温痛覚障害
深部知覚残存

下肢より上肢に強い麻痺
温痛覚障害

図5　脊髄不全損傷のタイプ

▶▶▶ Advice

▶1. 安全管理　2. 受傷機転の把握　3. 環境観察　4. 緊急度・重症度の判断

- 脊椎損傷を疑う場合，脊柱の動揺によって脊髄が損傷される，あるいは，すでにある損傷が悪化することを防ぐため，バックボードまたはスクープストレッチャー上で全身固定とし，水平位で搬送する。
- 胸腰椎の損傷を合併していて痛みのために仰臥位になれない場合は，側臥位で搬送してもよい。

<table>
<tr><td>

Scene 24

外 傷

急性硬膜外血腫

</td><td>

▶活動目的
①意識清明期の有無を聴取し，急性硬膜外血腫を疑う容態変化後，気道の管理（補助換気）を実施できる。
②急性硬膜外血腫の病態を理解し，頭蓋内圧上昇のサインを早期に覚知できる。

▷「第10版 救急救命士標準テキスト」→ pp.715〜721，「JPTEC ガイドブック」→ p.54

</td></tr>
</table>

 出場指令 ○○市△△町××。路上。28歳男性。
横断歩道を歩行中に乗用車に跳ねられた模様。以下，詳細不明。

■病 態

意識清明期を伴う頭部外傷傷病者を搬送中に血腫が増大し脳圧が上昇すると意識障害を呈する。中硬膜動脈からの動脈性出血である。脳実質の損傷は少なく，早期の血腫除去が望まれる。

▶状況評価

現病歴	：横断歩道を渡っていたら信号を無視した車に跳ねられた。
接触時体位	：仰臥位
既往歴	：不明
アレルギー	：不明
関係者	：警察官
時間経過	：要請から10分後救急隊到着
服薬	：不明
最終食事	：不明
備考	：メイン進入可

▶所見・情報

環境観察	：乗用車の前方高度破損，スピードは30km程。
観察所見	：左前頭部血腫→5cm・圧痛あり，後頸部圧痛，左大腿変形・圧痛あり，左下腿活動性出血。氏名・年齢を確認する（警察が到着した際は意識あり，会話ができていたとのことで，警察官に聞けばわかる）。
主訴	：なし。

▶バイタル

	容態変化①	容態変化② —全身観察終了後—
JCS	III－100	III－200
BP	150/100	190/130
HR	60 (10)	48 (8)
RR	12 (2)	6 (1)
SpO₂	94	92
瞳孔	3 (+)/4 (±)	3 (+)/5 (±)
体温	35.9	35.9
心電図	洞性徐脈	洞性徐脈
皮膚	触知のとおり	触知のとおり

►傷病者状態

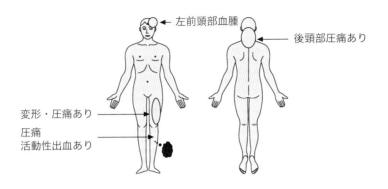

左前頭部血腫

後頸部圧痛あり

変形・圧痛あり

圧痛
活動性出血あり

▬Memo・関連項目

- 急性硬膜外血腫：硬膜外に両側凸レンズ型の血腫を認める。
- 急性硬膜下血腫：硬膜下に三日月型の血腫を認める。

→(第10版 救急救命士標準テキスト．p.719・写真Ⅲ-6-14/15参照)

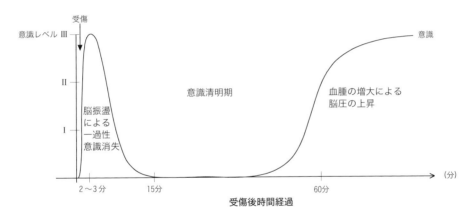

・急性硬膜外血腫では受傷直後こそ一過性の脳振盪による意識障害をきたすが，その後，意識は清明となる。しかし，血腫の増大とともに再度意識レベルが低下するという現象が起こる。

>>> Advice

►1. 安全管理　2. 受傷機転の把握　3. 環境観察　4. 緊急度・重症度の判断

- 頭蓋骨と硬膜の間に生じる凸レンズ型の血腫を特徴とする。高齢者では骨と骨膜の癒合が強固で硬膜外血腫は発生しにくく若年者で多い。経過では，意識清明期の存在が特徴的であるといわれている。一過性の意識障害の後，意識の回復を認め，再び高度の意識障害を認める。
- 出血源は中硬膜動脈や静脈洞，骨折部であり，外傷を強く受けた骨折線の直下に起きることが多い。
- 脳挫傷の合併は少なく，迅速な外科的処置にて症状が回復することが期待できる。

►活動目的

①外傷活動における緊急度・重症度判断ができる。

②緊急処置などの優先順位を判断できる。

③両大腿骨骨折と出血の関係を理解し，出血性ショックへの進行を予防できる。

▷「第10版 救急救命士標準テキスト」→pp.747～754，「JPTEC ガイドブック」→pp.83～96

 出場指令　○○市△△町××。47歳女性。
横断歩道を歩行中，車と接触した模様。以下，詳細不明。

■病 態

大腿骨骨折では片足で1000～2000mLにも及ぶ内出血をきたす。開放骨折で出血に対する組織のタンポナーデ効果が期待できない場合は出血量はさらに増え出血性ショックに移行する可能性が高い。早期のショックの徴候を検知することが望ましい。

►状況評価

現病歴	：横断歩道を渡っていたときに右から来た乗用車に跳ねられた。
接触時体位	：仰臥位
既往歴	：高血圧（8年前から）
アレルギー	：なし
関係者	：警察官
時間経過	：要請から10分後救急隊到着
服薬	：降圧剤（□□クリニック）
最終食事	：4時間前
備考	：メイン進入可

►所見・情報

環境観察	：乗用車の前方・フロントガラス破損，スピードは40km程，車との距離4 m。
観察所見	：両大腿打撲痕・変形・圧痛・腫脹あり，右前頭部挫創→3cm（出血微量），右前腕切創→5cm。普段の血圧（薬を飲んで）は130/100。後頸部圧痛。左下腿活動性出血。氏名・年齢を確認する（警察が到着した際は意識あり，会話ができていたとのことで警察官に聞けばわかる）。
主訴	：両脚が痛い。

►バイタル

	接触時	容態変化 ―車内収容 2 分後―
JCS	I－3	II－30
BP	100/70	70/－
HR	114(19) 弱速	126(21) 弱速
RR	24(4) 浅速	36(6) 浅速
SpO₂	94	92
瞳孔	4 (+)/4 (+)	4 (+)/4 (+)
体温	36.4	35.9
心電図	洞性頻脈	洞性頻脈
皮膚	蒼白，冷汗	蒼白，冷汗

▶傷病者状態

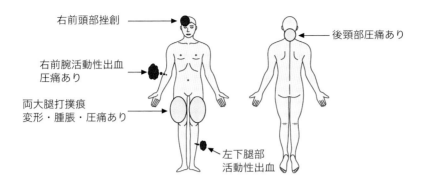

右前頭部挫創

後頸部圧痛あり

右前腕活性出血
圧痛あり

両大腿打撲痕
変形・腫脹・圧痛あり

左下腿部
活動性出血

▶観察のポイント

- 胸腹部・骨盤に損傷を認めない外傷性ショック傷病者では，四肢の損傷，特に両大腿骨骨折の有無を確認する。

▱Memo・関連項目

- 四肢の骨折では必ず PMS（Pulse：脈拍，Movement：運動，Sensitivity：知覚）をチェックする。

表2　四肢の急性動脈阻血症状（5P）

知覚異常	：Paresthesia	……阻血領域の知覚障害
疼痛	：Pain	……直接の損傷に起因しない痛み
麻痺	：Paralysis	……阻血領域の運動麻痺
蒼白	：Paleness	……阻血領域の皮膚の蒼白化
脈拍消失	：Pulselessness	……四肢末梢動脈の拍動消失

≫ Advice

▶1. 安全管理　2. 受傷機転の把握　3. 環境観察　4. 緊急度・重症度の判断

- 損傷の激しい四肢外傷は見た目も明らかで，救助者の目を引きやすい。しかし，四肢の外傷を伴う傷病者の評価で重要なことは，このような外傷に目を奪われるあまりに，生命に危険を及ぼす外傷への対応がおろそかにならないよう注意することである。
- 四肢外傷では必ず，損傷部位より遠位の知覚（Sensitivity）・運動機能（Movement）や循環（Pulse）の評価を行う。「急性阻血症状の5P」のいずれかを認める場合には，骨折や脱臼の他，血管・神経への損傷を疑う。またそれ以外にはショックをきたす胸部から骨盤部の損傷を疑う。

Scene 26 **外 傷** **骨盤骨折**	▶活動目的 ①外傷活動における緊急度・重症度判断ができる。 ②緊急処置などの優先順位を判断できる。 ③骨盤骨折の病態を理解し，出血性ショックへの進行を予防できる。 ▶「第10版 救急救命士標準テキスト」→pp.743〜746，「JPTEC ガイドブック」→pp.71〜82

 出場指令 ○○市△△町××。37歳男性。
バイク走行中，ガードレールに衝突した模様。以下，詳細不明。

■病 態

骨盤骨折に伴って動静脈が損傷すると後腹膜腔，ときに腹腔内に大量の出血をきたす。出血量は4000〜5000mLに及ぶこともある。

▶状況評価		▶所見・情報	
現病歴	：バイクを運転中，カーブを曲がりきれずにガードレールにぶつかった。	環境観察	：バイク（250cc）の前方高度破損，スピードは40km程，バイクとの距離は5m，オイル漏れなし，ブレーキ痕なし。ヘルメットは自分で外した。警察未着。
接触時体位	：仰臥位		
既往歴	：脂質異常症（5年前から）		
アレルギー	：なし		
関係者	：通行人	観察所見	：後頸部圧痛あり，下腹部打撲痕・圧痛あり，腰部打撲痕・動揺・圧痛あり，右大腿打撲痕・腫脹・圧痛あり，接触時→失禁あり（外尿道口より血尿が確認できる）。
時間経過	：要請から10分後救急隊到着		
服薬	：脂質異常症の薬（□□クリニック）		
最終食事	：4時間前	主訴	：後頸部痛，下腹部・腰と右大腿部を痛がる（触診時）。
備考	：メイン進入可		

▶バイタル

	接触時	容態変化 —車内収容 2 分後—
JCS	I−1	II−30
BP	90/70	70/−
HR	114(19) 弱速	132(22) 弱速
RR	24(4) 浅速	36(6) 浅速
SpO₂	94	92
瞳孔	4(+)/4(+)	4(+)/4(+)
体温	36.4	35.9
心電図	洞性頻脈	洞性頻脈
皮膚	蒼白，冷汗	蒼白，冷汗

▶傷病者状態

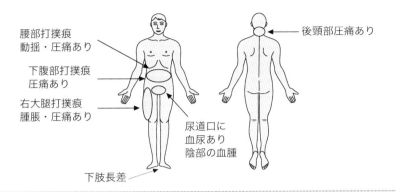

腰部打撲痕
動揺・圧痛あり

下腹部打撲痕
圧痛あり

右大腿打撲痕
腫脹・圧痛あり

下肢長差

後頸部圧痛あり

尿道口に
血尿あり
陰部の血腫

▶観察のポイント

- 重症骨盤骨折では後腹膜出血の他に膀胱・尿道損傷による血尿，陰部の血腫，両下肢長差の存在などの有無を確認する。

📥Memo・関連項目

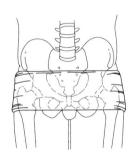

骨盤固定の位置

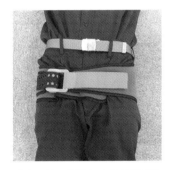

サムスリング® による骨盤固定

図6　器具を用いた骨盤固定

≫ Advice

▶1. 安全管理　2. 受傷機転の把握　3. 環境観察　4. 緊急度・重症度の判断

- 重症骨盤骨折に伴う後腹膜の出血量は1000〜3000mL程度であるが，これに尿路系の損傷や会陰部の開放創（開放性骨盤骨折）が合併すると出血量は4000〜5000mLに及ぶ場合がある。外尿道口からの出血，会陰部からの出血は最重症骨盤骨折と考え対応する。
- 骨盤外傷でショックをきたしている場合には，できるだけ早急に骨盤固定を行うほうがよい。専用の骨盤固定器具としてサムスリング®などがある。
- 骨盤固定具がない場合も三角巾などを用いて両膝を固定し，搬送中の安定化を図ることが重要である。

<table>
<tr><td>Scene 27

外 傷

両大腿骨骨折
（開放創）</td><td>►活動目的
①外傷活動における緊急度・重症度判断ができる。
②緊急処置などの優先順位を判断できる。
③開放骨折，杙創などの処置を理解する。

▷「第10版 救急救命士標準テキスト」→ p.747〜754</td></tr>
</table>

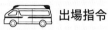 **出場指令** ○○市△△町××。54歳男性。工場で作業中にショベルカーと壁の間に挟まれた模様。以下，詳細不明。

■病 態

骨折部位周辺に創があるものを開放骨折といい，開放骨折に伴う創は骨折端が内側から皮膚を貫いて生じることが多いが，受傷時に何らかの物体が皮膚に挫滅・裂創などを起こすことによって生じることもある。

►状況評価

現病歴 ：作業中のショベルカーの後方を通ったところ，バックしてきて挟まれた。
接触時体位：仰臥位
既往歴 ：脂質異常症（8年前から）
アレルギー：なし
関係者 ：同僚
時間経過 ：要請から10分後救急隊到着
服薬 ：脂質異常症の薬（□□クリニック）
最終食事 ：4時間前
備考 ：メイン進入可

►所見・情報

環境観察：工場作業は停止中，ショベルカーは撤去済み。
観察所見：下腹部打撲痕・圧痛あり，両大腿打撲痕・圧痛あり，右大腿部金属片杙創，左前腕活動性出血，前腕挫創→5cm。
主訴 ：両脚が痛い。

►バイタル

	接触時	容態変化 ―車内収容 2 分後―
JCS	I－1	II－30
BP	90/70	70/－
HR	114(19) 弱速	132(22)
RR	24(4) 浅速	36(6)
SpO₂	94	92
瞳孔	4(+)/4(+)	4(+)/4(+)
体温	36.4	35.9
心電図	洞性頻脈	洞性頻脈
皮膚	蒼白，冷汗	蒼白，冷汗
備考	―	いびき様呼吸

▶傷病者状態

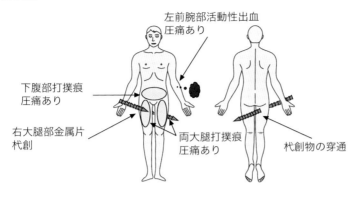

左前腕部活動性出血
圧痛あり

下腹部打撲痕
圧痛あり

右大腿部金属片
杙創

両大腿打撲痕
圧痛あり

杙創物の穿通

▶観察のポイント

- 四肢の穿通創（杙創）ではPMS（脈拍，運動，知覚）を確認する。
- 特に動脈損傷がある場合には足背動脈や橈骨動脈の血流を確認する。

■Memo・関連項目

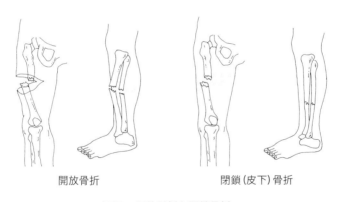

開放骨折　　　　　　　　　　閉鎖(皮下)骨折

図7　開放骨折と閉鎖骨折

≫ Advice

▶1. 安全管理　2. 受傷機転の把握　3. 環境観察　4. 緊急度・重症度の判断

- 四肢の骨折が疑われる場合は，開放性か閉鎖性かを判断する。骨折端が露出している場合など，開放骨折であることが明らかな場合には創を清潔に保つ。骨折部の皮膚に開放創があれば，骨折端が露出していなくても開放骨折と考える。
- 骨端が露出したような開放骨折で，創周囲に大きな異物があれば除去する。出血があれば圧迫止血を行う。露出した骨折端は汚染されているため，整復操作に伴って骨折端が創内に引き込まれると，創・骨髄感染の可能性が高まる。
- 杙創，穿通創では穿通物は抜去しない。穿通物が長い場合，現場でのカットを考慮のうえ，搬送を行う。ログロールは禁忌である。

Scene 28 外 傷 多数傷病者①	▶活動目的

Scene 28

外 傷

多数傷病者①

▶活動目的

①外傷活動における緊急度・重症度判断ができる。

②緊急処置などの優先順位を判断できる。

③多数傷病者の緊急度・重症度による優先順位を理解し，正しくトリアージができる。

▷「第10版 救急救命士標準テキスト」 → pp.237～239

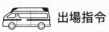 **出場指令** ○○市△△町××。□□建設工場にて爆発事故。傷病者が複数人いる模様。以下，詳細不明。

▶状況評価

	傷病者A	傷病者B	傷病者C
現病歴	ボンベ運搬作業中に爆発したもの。		
接触時体位	仰臥位	坐位	仰臥位
既往歴	高血圧	なし	不明
アレルギー	なし	なし	なし
関係者	同僚		
時間経過	要請から10分後救急隊到着		
服薬	降圧剤	なし	不明
最終食事	4時間前（全員で）		
備考	メイン進入可		

▶所見・情報

■環境観察：

工場作業は停止中。安全な場所に3人倒れているとの情報あり。爆発現場は消防官が作業中。火災はなし。ほとんどの従業員は逃げた模様。現場監督が責任のため残っていたが，今は動けなくなってしまった模様。

■観察所見：

傷病者A	ショック状態，右側頭部血腫，後頸部圧痛，右胸部に打撲痕（右呼吸音減弱），右大腿部変形・膨張あり。
傷病者B	両側下腿部変形，右前腕から出血（自分で圧迫止血している）。
傷病者C	呼吸なし（用手的気道確保後も変わらず）。

■主訴：

傷病者A	右胸部が痛い。
傷病者B	足が痛くて動けない。
傷病者C	JCS Ⅲ-300（CPA）

▶バイタル

	傷病者 A 接触時	傷病者 B 接触時
JCS	I−2	清明
BP	90/70	100/76
HR	114(19) 弱速	96(16) 弱速
RR	30(5) 浅速	24(4) 浅速
SpO₂	94	92
瞳孔	3(+)/3(+)	3(+)/3(+)
体温	36.4	37.5
心電図	洞性頻脈	洞調律
皮膚	蒼白,冷汗	発汗著明
備考	車内収容2分後→いびき様呼吸	―

Memo・関連項目

- Part II 資料集「図 8 一次トリアージ：START法」参照（64頁）
- Part II 資料集「表 3・4・5・6 二次トリアージ：PAT法」参照（65頁）

表 7　爆傷での 4 つのステップ

1. 圧力波による損傷	：鼓膜や肺の破裂
2. 破片飛来物による損傷	：顔面や四肢への鈍的・鋭的外傷
3. 爆風による損傷	：身体が吹き飛ばされ地面への衝突など
4. 高温ガスへの曝露	：吸入による熱傷・中毒・窒息

≫ Advice

▶1. 安全管理　2. 受傷機転の把握　3. 環境観察　4. 一次トリアージ・二次トリアージ

- 災害時に突然生じる圧倒的多数の傷病者に対応するため，歩行の可否や簡便な生理学的評価により迅速に分類する一次トリアージと，原則として一次トリアージ実施後にさらにトリアージに投入可能な医療資源がある場合に実施する二次トリアージがある。
- 通常，トリアージは傷病者の優先順位を 4 つに区分し，色によって識別される。

Scene 29	▶活動目的
外 傷	①外傷活動における緊急度・重症度判断ができる。
多数傷病者②	②緊急処置などの優先順位を判断できる。
	③多数傷病者の緊急度・重症度による優先順位を理解し，正しくトリアージができる。

▶「第10版 救急救命士標準テキスト」→ pp.237〜239

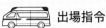 **出場指令**　○○市△△町××。□□トンネルにて崩落事故。傷病者が複数人いる模様。以下，詳細不明。

▶状況評価

	傷病者 A	傷病者 B	傷病者 C
現病歴	トンネル工事作業中に崩落事故が起きたもの		
接触時体位	仰臥位	坐位	腹臥位
既往歴	糖尿病	てんかん	不明
アレルギー	ハウスダスト	花粉症	不明
関係者	同僚		
時間経過	要請から10分後救急隊到着		
服薬	インスリン	抗てんかん薬	不明
最終食事	3 時間前（全員で）		
備考	メイン進入可		

▶所見・情報

■環境観察：

　工事作業は停止中。安全な場所に 3 人倒れているとの情報あり。崩落現場は救助隊が作業中。救助隊が被災現場から仮の応急救護所まで搬送してきた。ほとんどの従業員は逃げた模様。

■観察所見：

傷病者 A	ショック徴候はみられず。橈骨動脈触知微弱。物につかまれば歩けると本人は主張するが実際は歩けない。左頭部に血腫，後頸部圧痛。最初はよく話をするが，事故当時のことは覚えていない（意識清明期）。
傷病者 B	ショック状態，意識 I -1。両下腿部変形・腫脹あり。
傷病者 C	呼吸なし（用手的気道確保後も変わらず）。

■主訴：

傷病者 A	頭が痛い。でも早く B，C を運んでやってくれと主張。
傷病者 B	足が痛くて歩けない。
傷病者 C	JCS Ⅲ-300（CPA）

▶バイタル

	傷病者A接触時	傷病者B接触時	傷病者C接触時
JCS	清明	I-1	III-300
BP	140/86	100/76	―
HR	66(11)	102(17) 弱速	―
RR	12(2)	24(4) 浅速	―
SpO₂	93	92	―
瞳孔	3(+)/3(+)	3(+)/3(+)	4(+)/4(+)
体温	37.2	37.5	37.2
心電図	洞調律	洞性頻脈	Asystole
皮膚	正常	やや湿潤	冷感
PAT	腹部の触診で，いびき様呼吸	―	―

⊨Memo・関連項目

- Part II 資料集「**表8 CSCATTT**」参照（65頁）

■CSCATTT

- 多数傷病者が発生した現場では，消防と救急隊だけでなく，警察，医療チームなどが集まり医療救護活動を行う。災害医療に対する共通認識や活動規範がなければ，迅速かつ円滑な活動は期待できない。
- あらゆる災害に体系的に初期対応するための活動原則に"CSCATTT"がある（**表8**）。CSCA は災害現場の初動に必要な事項（管理項目）であり，まずは CSCA の確立が優先される。従来，わが国の災害医療教育では，"災害医療の TTT"つまり"triage, treatment, transport"が強調されてきたが，これらの実際の活動 TTT（医療支援項目）が円滑に実施されるには CSCA の確立が必須である。

≫ Advice

▶1. 安全管理　2. 受傷機転の把握　3. 環境観察　4. 一次トリアージ・二次トリアージ

■最先着隊の活動

- 消防に限らず，最先着隊の活動は極めて重要である。最先着隊が災害発生と認識せず，いきなり目の前の傷病者の救護活動を開始したことにより，組織的な災害対応が遅れたと推測される事例は少なくない。
- 最先着隊の隊長は，現場で暫定的に指揮をとることを宣言し，安全確保に努めながら，短時間で隊員に現場情報を集めさせる。情報を評価し，消防本部へ現状を報告し，応援を要請する。現場から迅速に報告すべき情報内容を整理したものに「METHANE（メタン）」がある。CSCA が確立するまでは，実際の救護活動 TTT を開始しない。上位の指揮者が現場に到着したら，指揮を委譲し，その指揮下に入る。

【p. 33…Scene15】

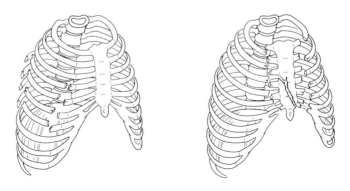

図1　フレイルチェスト

【p. 39…Scene18】

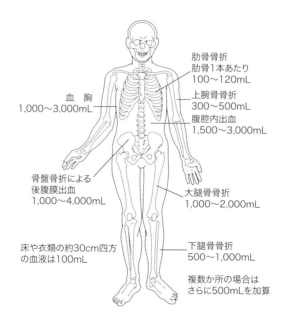

図2　出血量の推定

▷ Part II 資料集

【p. 43…Scene20】

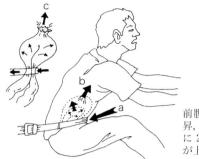

前腹部への外力(a)により腹圧が上昇，横隔膜(b)が破裂。また，同時に2か所で絞扼された閉鎖腸管内圧が上昇し，腸管(c)が破裂する。

図3　圧迫による腹部外傷

〔日本外傷学会，日本救急医学会(監)：外傷初期診療ガイドライン JATEC，改訂第4版，へるす出版，2012年より〕

【p. 47…Scene22】

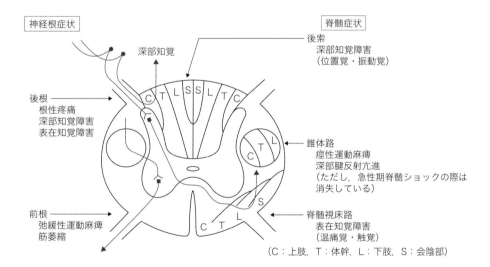

図4　脊髄の断面でみる局在機能と症状

〔救急救命士標準テキスト編集委員会(監)：救急救命士標準テキスト．改訂第9版，p.980，へるす出版，2016年より〕

【p. 59…Scene28】

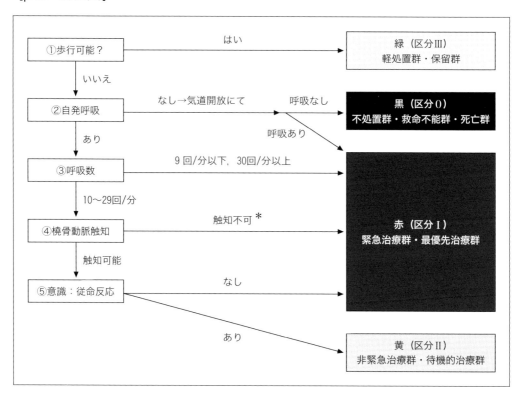

*：脈を触知しても，"微弱である"・"皮膚蒼白・冷汗"・"頻脈（120/分超）"のいずれかを伴う
　　場合には区分Ⅰ（赤）と判定してもよい。

図8　一次トリアージ：START 法（変法）

▷ Part Ⅱ 資料集

【p. 59…Scene28】

表3　二次トリアージ：PAT法
　　　第1段階・生理学的評価

意識　：JCS2桁以上，GCS合計点8以下
呼吸　：9/分以下，30/分以上
脈拍　：120/分以上，50/分未満
血圧　：sBP90mmHg未満，200mmHg以上
SpO₂　：90%未満
その他：ショック症状，低体温（35℃以下）

※sBP：収縮期血圧
いずれかに該当すれば区分Ⅰ（赤：緊急治療群）

表4　二次トリアージ：PAT法
　　　第2段階・解剖学的評価

（開放性）頭蓋骨骨折
頭蓋底骨折
顔面・気道熱傷
緊張性気胸，気管・気道損傷
心タンポナーデ
気胸，血胸，胸郭動揺
開放性気胸
腹腔内出血・腹部臓器損傷
骨盤骨折
両側大腿骨骨折
頸髄損傷（四肢麻痺）
デグロービング損傷
クラッシュ（圧挫）症候群
重要臓器・大血管損傷に至る穿通性外傷
専門医の治療を要する四肢切断
専門医の治療を要する重症熱傷

いずれかに該当すれば区分Ⅰ（赤：緊急治療群）

表5　二次トリアージ：PAT法
　　　第3段階・受傷機転による評価

体幹部の挟圧
1肢以上の挟圧（4時間以上）
爆発
高所墜落
異常温度環境
有毒ガス発生
特殊な汚染（NBC）

いずれかに該当すれば，区分Ⅲ（緑：軽処置群）
から区分Ⅱ（黄：非緊急治療群）に変更する。

表6　二次トリアージ：PAT法
　　　第4段階・要配慮者（災害弱者）の扱い

乳幼児・児童
妊婦
高齢者
障害者
有病者・基礎疾患のある傷病者
旅行者
外国人
施設入所者

いずれかに該当すれば，区分Ⅲ（緑：軽処置群）
から区分Ⅱ（黄：非緊急治療群）へ変更を考慮
する。

【p. 61…Scene29】

表8　CSCATTT

C：Command and Control	指揮命令と連絡調整
S：Safety	安全
C：Communication	情報伝達
A：Assessment	評価
T：Triage	トリアージ
T：Treatment	治療
T：Transportation	搬送

65

内因性疾患

<table>
<tr><td colspan="2">

Scene 30

内因性疾患

急性心筋梗塞

</td><td>

▶活動目的
①処置の優先順位を判断できる。
②問診・観察から病態を判断しロード＆ゴーの判断ができる。病院選定ができる。
③胸痛の鑑別診断と救急処置が正しくできる。

▷「第10版 救急救命士標準テキスト」→ p.480, pp.569〜571

</td></tr>
</table>

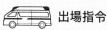 **出場指令** ○○市△△町××。□□方にて急病人。62歳男性。
自宅1階にて胸痛を訴えている模様。以下，詳細不明。

■病態

急性心筋梗塞，心臓弁膜症，心筋症，心筋炎などの心疾患，各種ショック，低体温などで心拍出量の大幅な低下を生じた場合には，冠血流量も減少して心筋の灌流は低下しショック状態となる。また，突然の意識消失をきたした場合にはVFの発生を考える。

▶状況評価

現病歴 ：食事中，自宅リビングにて20分以上の胸痛を訴えたため家人が救急要請。
接触時体位：坐位
既往歴 ：脂質異常症，狭心症，高血圧（5年前より）
アレルギー：なし
関係者 ：家人
時間経過 ：要請から5分後救急隊到着
服薬 ：降圧剤，硝酸薬（□□クリニック通院中）
最終食事 ：20分くらい前
備考 ：メイン進入不可（玄関まで）

▶所見・情報

主訴 ：20分以上の締めつけられるような胸の痛みがあった。普段のADLは良好（問診時に家人が回答）。
観察所見：皮膚湿潤，冷汗あり。汗を拭きパッド装着が望ましい。
備考 ：普段は薬を飲んでいて，血圧130/86とのこと。

▶バイタル

	接触時	容態変化① ―車内収容後―	容態変化② 傷病者が手技が乱雑だと感じた場合
JCS	I−3	II−30	III−300
BP	92/68	78/58	測定不可
HR	120 (20)	120 (20)	触知せず
RR	30 (5)	36 (6)	感ぜず
SpO₂	96	95	エラー
瞳孔	3 (+) / 3 (+)	3 (+) / 3 (+)	3 (+) / 3 (+)
体温	35.9	35.9	35.9
心電図	ST上昇	ST上昇	VF→PEA
皮膚	蒼白，冷汗	蒼白，冷汗	蒼白，冷汗

▶傷病者状態

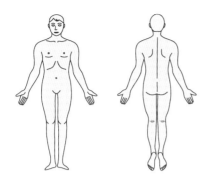

• 皮膚湿潤

▶観察のポイント

• 急性心筋梗塞などACSの場合には，まず胸痛の性状や長さを確認する。
• 皮膚の冷汗・湿潤，四肢のチアノーゼ・頻呼吸などがある場合には「最重症」と判断する。

▶心電図波形変化

●ST上昇

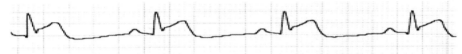

■Memo・関連項目

表9　ACSのなかで心筋梗塞を強く疑う症状・所見

・前胸部の激しい痛み
・頸部・顎・心窩部・左肩・左上肢への痛みの放散
・冷汗，悪心・嘔吐
・心電図変化
・体位による痛み

≫ Advice

1．問診：いつごろからの胸痛なのか，持続時間，痛みの部位・性状
2．起坐位での搬送　3．容態変化に備えた準備

• 問診ではいつごろからの胸痛なのか，持続時間，痛みの性状，痛みの部位などを把握することが重要である。4.5時間前から続く胸痛と10分前からの胸痛とでは，t-PAの適応か否かということでも違いがあり，搬送先にも違いが出てくる。
• 本症例は接触時，すでに普段より血圧が低く，皮膚の蒼白，冷汗も認められるため，心原性ショックと考え急変に備えて常に準備をしておく必要がある。

Scene 31
内因性疾患
冠攣縮性狭心症

▶活動目的
①処置の優先順位を判断できる。
②問診・観察から病態を判断しロード＆ゴーの判断ができる。病院選定ができる。
③胸痛の鑑別診断と救急処置が正しくできる。

▷「第10版 救急救命士標準テキスト」→ pp.569〜572

 出場指令 ○○市△△町××。□□方にて急病人。70歳男性。
自宅1階にて胸痛を訴えている模様。以下，詳細不明。

■病 態

狭心症は心筋の虚血による胸痛発作を主とする症候群であるが，誘因，経過，発症
機序によっていくつかに分類される。冠動脈攣縮は運動によっても誘発されること
があるが，安静時にも発生する。深夜・安静時の胸痛や1日に数回，同様の胸痛が
ある場合は，VFの発生に注意する。

▶状況評価

現病歴　　　：就寝中，突然胸が痛くなり動
　　　　　　　けなくなったもの（発症から
　　　　　　　5分程度）。
接触時体位：起坐位
既往歴　　　：狭心症（9年前より）
アレルギー：鼻炎
関係者　　　：家人
時間経過　　：要請から2分後救急隊到着
服薬　　　　：硝酸薬（□□クリニック，手
　　　　　　　持ちなし）
最終食事　　：6時間前
備考　　　　：メイン進入不可（玄関まで）

▶所見・情報

主訴　　　：詳細不明。
　　　　　　しかし，倒れる前に胸
　　　　　　が締めつけられるよう
　　　　　　で苦しいと話していた
　　　　　　とのこと。最近は調子
　　　　　　がよかったとのことで
　　　　　　クリニックに通ってい
　　　　　　なかった（問診時に家
　　　　　　人が回答）。
観察所見：皮膚湿潤，冷汗あり。
　　　　　　汗を拭きパッド装着が
　　　　　　望ましい。

▶バイタル

	接触時	容態変化① ―車内収容後―	容態変化② ―傷病者が手技が乱 雑だと感じた場合―
JCS	I−1	II−30	III−300
BP	114/72	102/66	測定不可
HR	114 (19)	120 (20)	触知せず
RR	30 (5)	36 (6)	感ぜず
SpO2	96	95	エラー
瞳孔	3 (+) / 3 (+)	3 (+) / 3 (+)	4 (+) / 4 (+)
体温	35. 9	35. 9	35. 9
心電図	ST上昇	ST上昇	VF→PEA
皮膚	蒼白，冷汗	蒼白，冷汗	蒼白，冷汗

▶傷病者状態

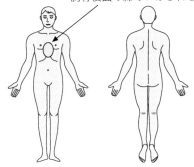

胸骨後面の締めつけられる痛み

- 皮膚湿潤・冷汗
- チアノーゼ
- 頻呼吸

▶観察のポイント

- 胸痛のある傷病者では痛みの位置・性状とともにショックの有無，バイタルサインを確認する。
- 頸静脈怒張がある場合には心不全や心タンポナーデを想起する。

▶心電図波形変化

● ST上昇

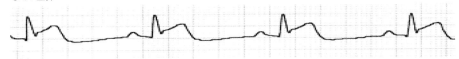

▬Memo・関連項目

- 「ドア トゥ バルーンタイム（Door to balloon time）」とは，傷病者が胸痛を起こしてから救急隊がACSと判断し，心臓カテーテル治療が可能な病院を選択して治療が行われ，心臓への血流が再開されるまでの時間をいう。
- 心筋の虚血時間を意識するあまり搬送が長いと心筋の機能は大きく障害される。

≫ Advice

1．問診：いつごろからの胸痛なのか，持続時間，痛みの部位・性状など
2．起坐位での搬送　　3．急変時の迅速な対応

- VFなどの致死的不整脈は超早期心筋梗塞の死因第1位である。したがって，救急隊は心電図モニターで危険な不整脈を監視するとともに，速やかに除細動を実施できるよう準備しておく。
- 不整脈以外の原因でも容態が急激に悪化する可能性が高いので，継続して意識レベルを確認し，速やかに心肺蘇生法が実施できるよう心がける。12誘導心電図を行い，ST上昇型心筋梗塞（STEMI）の場合はカテーテル治療が可能な施設を選定する。

<table>
<tr><td colspan="3">

Scene 32

内因性疾患

無痛性心筋梗塞

</td></tr>
</table>

►活動目的

①処置の優先順位を判断できる。

②問診・観察から病態を判断しロード＆ゴーの判断ができる。病院選定ができる。

③呼吸困難から心肺停止に至る病態を理解する。

▷「救急救命士標準テキスト」→ p.555, pp.569〜571

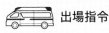 **出場指令** ○○市△△町××。□□方にて急病人。75歳女性。自宅にて呼吸困難の模様。以下，詳細不明。

■病　態

内因性の末梢神経障害（ニューロパチー）の原因としては糖尿病が最も多い。糖尿病性ニューロパチーは，無痛性心筋梗塞，神経因性膀胱炎，糖尿病性潰瘍の原因にもなる。SpO2値が測定できない呼吸困難では，突然の心肺停止に移行しやすいので，注意が必要である。

►状況評価

現病歴　　：自宅作業中，突然ビリビリとした手足のしびれ，呼吸困難を訴え動けなくなったため，家人が救急要請（発症から15分以上経過している）。

接触時体位：坐位

既往歴　　：高血圧，脂質異常症，糖尿病，心臓弁膜症（10年前より）

アレルギー：薬剤性アレルギー（詳細不明）

関係者　　：家人

時間経過　：要請から10分後救急隊到着

服薬　　　：抗凝固薬，インスリン皮下注（□□クリニック）

最終食事　：1時間前

備考　　　：メイン進入不可（玄関まで）

►所見・情報

主訴　　　：ここ最近，体重が減少し，呼吸苦が増えてきたため明日かかりつけ医を受診しようと考えていた。普段のADLは良好。本日は呼吸苦（問診時に家人が回答）。

観察所見　：身長160cm，体重54kg。皮膚湿潤，冷汗あり。汗を拭きパッド装着が望ましい。

備考　　　：普段は薬を飲んでいて，血圧130/90くらいとのこと。

►バイタル

	接触時	容態変化① ―車内収容後―	容態変化② ―傷病者が手技が乱雑だと感じた場合―
JCS	I−1	II−30	III−300
BP	92/68	78/58	測定不可
HR	120 (20)	120 (20)	触知せず
RR	30 (5)	36 (6)	感ぜず
SpO2	エラー	エラー	エラー
瞳孔	3 (+) / 3 (+)	3 (+) / 3 (+)	4 (−) / 4 (−)
体温	35.9	35.9	35.9
心電図	頻脈	頻脈	VF→PEA
皮膚	蒼白，冷汗	蒼白，冷汗	蒼白，冷汗

▶傷病者状態

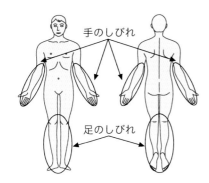

手のしびれ

足のしびれ

- 皮膚湿潤
- 手足のしびれ

▶観察のポイント
- 突然の手足のしびれが生じた場合には，糖尿病，過換気症候群，脳血管障害，ギラン・バレー症候群，周期性四肢麻痺などを考える。
- そのしびれが固定してみられるものか，また呼吸状態や四肢末梢の循環動態などを確認する。

■Memo・関連項目

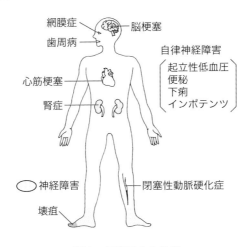

網膜症　脳梗塞
歯周病
自律神経障害
起立性低血圧
便秘
下痢
インポテンツ
心筋梗塞
腎症
神経障害　閉塞性動脈硬化症
壊疽

図9　糖尿病の合併症

>>> Advice

▶1. 問診：既往歴　2. 観察所見からの鑑別診断　3. 急変時の迅速な対応

- 糖尿病患者や高齢女性では無痛性心筋梗塞もみられるので注意を要する。
- 心電図上の注意点では，数日後よりSTは基線に戻りはじめ，T波の陰転がはじまることがある。非ST上昇型心筋梗塞（NSTEMI）などとの鑑別も必要である。無痛性であることから気づきはじめが遅くなることもあり，発見時には重症という場合もあるので注意が必要である。

▶活動目的
①処置の優先順位を判断できる。
②問診・観察から病態を判断しロード＆ゴーの判断ができる。病院選定ができる。
③急性左心不全のため呼吸困難による急性増悪を予見できる。

▷「第10版 救急救命士標準テキスト」→ pp.458～462

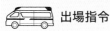 出場指令 ○○市△△町××。□□方にて急病人。66歳男性。
自宅にて胸痛を訴えている模様。以下，詳細不明。

■病 態

左心系の機能低下による心不全によって肺水腫ならびに低心拍出量状態が続いており，脳血流の低下が考えられる。全身組織の低灌流に肺うっ血による病態が加わる。早晩，右心不全を合併する。急激な体位の変化に注意を払う。

▶状況評価

現病歴	：入眠後，呼吸困難と胸痛により目が覚め本人が救急要請。
接触時体位	：起坐位
既往歴	：高血圧，脂質異常症（9年前より）
アレルギー	：卵，乳製品
関係者	：家人
時間経過	：要請から10分後救急隊到着
服薬	：降圧剤（□□クリニック通院中）
最終食事	：2時間前
備考	：メイン進入不可（玄関まで）

▶所見・情報

主訴	：呼吸が苦しい，胸が痛い。
観察所見	：皮膚湿潤，冷汗あり，湿性ラ音。汗を拭きパッド装着が望ましい。
備考	：普段は薬を飲んでいて，血圧140/90くらいとのこと。

▶バイタル

	接触時	容態変化① ―車内収容後―	容態変化② 傷病者が手技が乱雑だと感じた場合
JCS	I－2	II－10	III－300
BP	114/88	96/78	測定不可
HR	114 (19)	120 (20)	触知せず
RR	36 (6)	36 (6)	感ぜず
SpO₂	92	88	エラー
瞳孔	3 (+) / 3 (+)	3 (+) / 3 (+)	4 (–) / 4 (–)
体温	35.9	35.9	35.9
心電図	頻脈	頻脈	VF→PEA
皮膚	蒼白，冷汗	蒼白，冷汗	蒼白，冷汗

▶傷病者状態

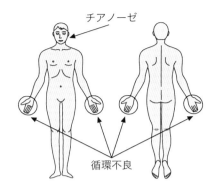

チアノーゼ

循環不良

• 胸痛
• チアノーゼ
• 湿性ラ音
• 皮膚湿潤

▶観察のポイント

• 急性心不全による低心拍出量状態をきたす原因として心筋梗塞や心筋炎などが考えられる。
• 心不全症状の出現に注意して起坐位を保ちつつ十分な酸素を投与する。

▶Memo・関連項目

表10　急性心不全の症状

心拍出量減少による症状	易疲労感，集中力低下，不穏，冷汗，皮膚の冷感，蒼白，チアノーゼ，低血圧，乏尿
肺うっ血による症状	呼吸困難，頻呼吸，起坐呼吸，血性泡沫状痰，喘鳴，ラ音
体循環系のうっ血による症状	食思不振，腹部膨満感，頸静脈怒張，心窩部不快感，浮腫

表11　心不全傷病者の搬送上の注意点

• リザーバーマスクを用いて10L/分で酸素投与
• 心電図モニター（除細動に備えてパッド装着），パルスオキシメータ装着
• 体位：起坐位，半坐位（起坐呼吸時には注意）
• 静脈路確保：ショックであっても禁忌

>>> Advice

▶1. 問診：既往歴　2. 観察所見からの鑑別診断　3. 急変時の迅速な対応

• 起坐呼吸，肺野での水泡音の聴取，血圧の著しい上昇，ショック，意識障害のいずれかを認めれば，緊急度・重症度ともに高い。高濃度酸素を全例に投与する。体位はショックでないかぎり起坐位または半坐位（ファウラー位）とする。
• 急変に備えて人工呼吸と除細動が直ちに実施できる態勢で搬送する。

<table>
<tr><td>

Scene 34

内因性疾患

急性大動脈解離

</td><td>

▶活動目的
①処置の優先順位を判断できる。酸素投与→心電図評価→動揺なく搬送。
②問診・観察から病態を判断しロード＆ゴーの判断ができる。病院選定ができる。
③急性大動脈解離の病態を理解し，症状により損傷部位を考え，病態の悪化を予見できる。

▷「第10版 救急救命士標準テキスト」→ pp.582～583

</td></tr>
</table>

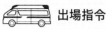 **出場指令** ○○市△△町××。□□方にて急病人。65歳男性。
自宅1階で胸痛を訴えている模様。以下，詳細不明。

■病 態

大動脈の内膜に裂孔を生じ，侵入した血液の圧によって大動脈壁が中膜レベルで裂けていく疾患である。移動性の胸痛だけでなく，大量血胸，心タンポナーデ，脳梗塞の発生などさまざまな病態を合併する（図10）。

▶状況評価

現病歴	：テレビを見ていたら突然胸が痛くなった（要請から5分前に発症）。
接触時体位	：坐位
既往歴	：高血圧，脂質異常症（8年前より）
アレルギー	：なし
関係者	：家人
時間経過	：要請から10分後救急隊到着
服薬	：抗凝固薬，降圧剤（□□クリニック通院中）
最終食事	：2時間前
備考	：メイン進入不可（玄関まで）

▶所見・情報

主訴	：今までに経験したことのない胸の痛み。仕事が忙しくて健康診断などを最近は受けていない。
観察所見	：皮膚湿潤，冷汗あり，心音減弱，顔面蒼白，左腕のしびれ（左側全般）。汗を拭きパッド装着が望ましい。
備考	：普段は薬を飲んでいて，血圧140/90くらいとのこと。

▶バイタル

	接触時	容態変化① ―車内収容後―	容態変化② 傷病者が手技が乱雑だと感じた場合
JCS	I－2	II－10	III－300
BP	114/88	96/78	測定不可
HR	114 (19)	120 (20)	触知せず
RR	36 (6)	36 (6)	感ぜず
SpO₂	92	88	エラー
瞳孔	3 (+) / 3 (+)	3 (+) / 3 (+)	4 (－) / 4 (－)
体温	35.9	35.9	35.9
心電図	頻脈	頻脈	VF→PEA
皮膚	蒼白，冷汗	蒼白，冷汗	蒼白，冷汗

▶傷病者状態

背部へ移動性の胸痛

• 心音減弱
• 胸痛
• チアノーゼ
• 血圧左右差
• 皮膚湿潤

▶観察のポイント

• 解離性大動脈瘤の痛みは移動することが特徴である。
• 胸部から背部，また背部から肢部へと痛みが移動する場合には本症を考える。

■Memo・関連項目

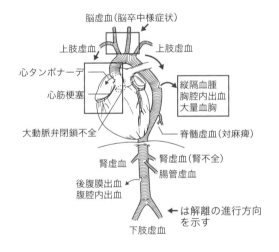

脳虚血(脳卒中様症状)

上肢虚血　　　　　　　上肢虚血

心タンポナーデ

縦隔血腫
胸腔内出血
大量血胸

心筋梗塞

大動脈弁閉鎖不全　　　　　　　脊髄虚血(対麻痺)

腎虚血　　　腎虚血(腎不全)

腸管虚血

後腹膜出血
腹腔内出血

←は解離の進行方向
を示す

下肢虚血

図10　急性大動脈解離の場所と合併症

≫ Advice

▶1. 問診　2. 観察所見からの鑑別診断　3. 急変時の迅速な対応

• 突然発症の胸痛・背部痛・移動する痛みなどの特徴的な症状があれば大動脈解離を疑うことは難しくない。動脈硬化によることが多いので，高血圧，脂質異常症，糖尿病，喫煙などの危険因子の有無を確認する。左右の上肢間または上下肢間で血圧に左右差があれば大動脈解離を疑うが，差がなくても否定はできない。

Scene 35
内因性疾患
左心不全・ 右心不全合併

▶活動目的
①処置の優先順位を判断できる。酸素投与→心電図評価→動揺なく搬送。
②問診・観察から病態を判断しロード&ゴーの判断ができる。病院選定ができる。
③心不全の病態を理解し，症状の悪化を予見できる。

▷「第10版 救急救命士標準テキスト」→ pp.458〜462

 出場指令 ○○市△△町××。□□方にて急病人。70歳男性。
自宅1階で胸痛を訴えている模様。以下，詳細不明。

■病 態

心不全は重症度や病型によって症状には幅がある。心拍出量減少によるものとうっ血によるものに大別され，後者はさらに肺うっ血によるものと高血圧を伴う体循環のうっ血によるものに大別される。心房細動を伴うものが少なくない。

▶状況評価

現病歴	：就寝中に呼吸困難と胸痛が出現し，気づいた家人が救急要請。
接触時体位	：坐位
既往歴	：心筋梗塞，脂質異常症（5年前より）
アレルギー	：ハウスダスト
関係者	：家人
時間経過	：要請から10分後救急隊到着
服薬	：抗凝固薬（□□クリニック通院中）
最終食事	：4時間前
備考	：メイン進入不可（玄関まで）

▶所見・情報

主訴	：呼吸が苦しい，胸が痛い。
観察所見	：皮膚湿潤，冷汗あり，湿性ラ音，下肢浮腫，頸静脈怒張。汗を拭きパッド装着が望ましい。
備考	：普段は薬を飲んでいて，血圧140/90くらいとのこと。

▶バイタル

	接触時	容態変化① ―車内収容後―	容態変化② 傷病者が手技が乱雑だと感じた場合
JCS	I−2	I−3	III−300
BP	178/102	96/78	測定不可
HR	114(19) 不整	120(20) 不整	触知せず
RR	30(5)	36(6)	感ぜず
SpO₂	90	86	エラー
瞳孔	3(+)/3(+)	3(+)/3(+)	4(−)/4(−)
体温	35.9	35.9	35.9
心電図	心房細動	心房細動	VF→PEA
皮膚	蒼白，冷汗	蒼白，冷汗	蒼白，冷汗

▶傷病者状態

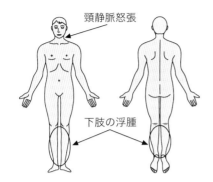

頸静脈怒張

下肢の浮腫

- 頸静脈怒張
- 胸痛
- チアノーゼ
- 湿性ラ音
- 皮膚湿潤
- 下肢浮腫

▶観察のポイント

- 心不全はますます増加している心疾患の終末像ともいわれ，多彩な症状を呈する。
- 労作による呼吸困難を伴う肺水腫，食欲不振，高血圧などの症状がみられ，これを過ぎると心原性ショックから心停止をきたす。

◼Memo・関連項目

表12　心不全の主な原因

• 虚血性心疾患	• 高血圧
• 心臓弁膜症	• 心筋症
• 心筋炎	• 先天性心疾患
• 不整脈	• 甲状腺疾患

≫ Advice

▶1. 問診　2. 観察所見からの鑑別診断　3. 急変時の迅速な対応

- **緊急度・重症度の判断**
  起坐呼吸，肺野で水泡音の聴取，血圧の著しい上昇，ショック，意識障害のいずれかを認めれば，緊急度・重症度ともに高い。急性心筋梗塞による心不全の重症度についてはキリップ分類がある。この分類ではクラスが上がるにつれて死亡率が高くなる。
- **処置と搬送のポイント**
  肺うっ血による呼吸障害をきたしていることが多いので，高濃度酸素投与を全例に実施する。体位は，静脈還流量を減らして前負荷を軽減するために，ショックでないかぎり起坐位または半坐位とする。ショックでは仰臥位をとらせる。心電図の観察は慎重に行い，パルスオキシメータとともに持続的にモニターする。急変に備えて，人工呼吸と除細動が直ちに実施できる態勢で搬送する。

▶活動目的
①処置の優先順位を判断できる。酸素投与→起坐位での搬送→呼吸不全の観察。
②問診・観察から病態を判断しロード＆ゴーの判断ができる。病院選定ができる。
③気管支喘息の病態を理解し，症状悪化を早期に予見できる。

▷「第10版 救急救命士標準テキスト」→ pp.561〜562

出場指令 ○○市△△町××。□□方にて急病人。25歳男性。
自宅にて呼吸苦を訴えている模様。以下，詳細不明。

■病 態

気管支喘息は細気管支の攣縮による肺胞低換気で$PaCO_2$上昇とPaO_2低下をきたす病態である。病態の程度に応じた気道閉塞と気道の炎症により特徴づけられる。近年，この疾患は気道の攣縮に加えて慢性の炎症性疾患であることが広く認識されるようになった。

▶状況評価

現病歴	：就寝中に呼吸困難が出現し，気づいた家人が救急要請。
接触時体位	：坐位
既往歴	：気管支喘息（3年前）
アレルギー	：アトピー（最近は通院なし）
関係者	：家人
時間経過	：要請から10分後救急隊到着
服薬	：気管支拡張吸入薬（□□クリニック通院中）
最終食事	：4時間前
備考	：メイン進入不可（玄関まで）

▶所見・情報

主訴	：呼吸が苦しい，ここ数年はこういうことはなかった。会話はかなり困難，文節でしか話せない。
観察所見	：顔面蒼白，皮膚湿潤，冷汗あり，連続性ラ音聴取，呼気延長，努力性呼吸。
備考	：ADL は良好。

▶バイタル

	接触時	容態変化① ―車内収容後―	容態変化② 傷病者が手技が乱雑だと感じた場合
JCS	I−1	II−10	III−300
BP	106/74	96/68	測定不可
HR	108 (18) 不整	120 (20) 不整	触知せず
RR	36 (6)	36 (6)	感ぜず
SpO₂	89	82	72
瞳孔	3 (+) / 3 (+)	3 (+) / 3 (+)	3 (+) / 3 (+)
体温	36. 5	36. 5	36. 5
心電図	洞調律	洞調律	VF→PEA
皮膚	蒼白，冷汗	蒼白，冷汗	蒼白，冷汗

▶傷病者状態

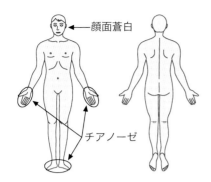

顔面蒼白

チアノーゼ

- 顔面蒼白
- 呼吸苦
- チアノーゼ
- 連続性ラ音
- 努力性呼吸
- 皮膚湿潤

▶観察のポイント

- 喘息発作で近くに寄るだけで聞こえる喘鳴や肩で息をするような努力性呼吸，さらに会話ができないほどの症状がある場合は，大発作以上であり，極めて緊急性が高いと判断する。
- チアノーゼを呈する喘息は機会を失うと一瞬で心停止となるので注意する。

▬Memo・関連項目

表13　喘息発作の重症度

発作強度	呼吸困難	発　作	SpO2値
喘鳴/息苦しい	動くと苦しい	ほぼ普通	96%以上
軽　度　（小発作）	苦しいが横になれる	やや困難	
中等度　（中発作）	苦しくて横になれない	かなり困難，かろうじて歩ける	91〜95%
高　度　（大発作）	苦しくて動けない	歩行不能，会話困難	90%以下
重　篤	呼吸減弱，チアノーゼ	会話不能，体動不能，錯乱，意識障害，失禁	90%以下

≫ Advice

▶1. 問診　2. 観察所見からの鑑別診断　3. 急変時の迅速な対応

- 意識障害の有無，呼吸，血圧，脈拍のバイタルサインを観察する。心電図およびSpO2値の持続モニターを行う。軽度〜中等度の喘息発作での低酸素血症は酸素吸入によって改善される。SpO2値が96％未満では酸素投与を行いSpO2値が96％以上を保つようにする。
- 高度発作では肺胞低換気を伴い，高濃度酸素投与にもかかわらず全身症状やSpO2値の改善がみられない場合にはBVMによる補助換気を開始する。

Scene 37

内因性疾患
慢性閉塞性肺疾患 (COPD)

▶活動目的
①処置の優先順位を判断できる。酸素投与→起坐位での搬送→呼吸不全の観察。
②問診・観察から病態を判断しロード&ゴーの判断ができる。病院選定ができる。
③COPD の病態を理解し，病態の悪化を予見できる。

▷「第10版 救急救命士標準テキスト」→ pp.562～563

 出場指令 ○○市△△町××。□□方にて急病人。82歳男性。
自宅にて呼吸苦を訴えている模様。以下，詳細不明。

■病態

慢性閉塞性肺疾患(COPD) は，慢性的に肺の炎症性疾患などにより器質的な肺の機能低下を伴う病態である。努力呼出時の最大呼気流速が低下し，肺胞低換気から$PaCO_2$上昇，PaO_2低下をきたす。慢性的にゆっくりと進行する疾患である。感冒を契機に急性増悪したり，CO_2ナルコーシスをきたすことがある。

▶状況評価

現病歴	：朝，様子を見に来たら呼吸が苦しそうだった。2日くらい前から体調をくずしていた（家人談）。
接触時体位	：坐位
既往歴	：慢性閉塞性肺疾患（6年前）
アレルギー	：ハウスダスト，卵
関係者	：家人
時間経過	：要請から10分後救急隊到着
服薬	：在宅酸素（□□クリニック通院中）
最終食事	：4時間前
備考	：メイン進入不可（玄関まで）

▶所見・情報

主訴	：呼吸が苦しい，ここ数年こういうことはなかった。会話はかなり困難，文節でしか話せない。
観察所見	：口唇チアノーゼ，口すぼめ呼吸，胸郭運動減弱，呼吸音減弱，胸部打診で鼓音聴取。
備考	：喫煙歴：1箱/1日（50年以上），ADL：ご飯→自力，歩行→つたえ歩き，会話→異常なし，トイレ→自力。経鼻 AW：2L（SpO_2：90%に保つよう指示されている）。

▶バイタル

	接触時	容態変化① 車内収容後 ― 咳嗽→チョークサイン ―	容態変化② ― 1分以内に FBAO 対応ができない場合 ―
JCS	I−3	I−3R	III−300
BP	106/74	96/68	測定不可
HR	108 (18) 不整	120 (20) 不整	触知せず
RR	30 (5)	36 (6)	感ぜず
SpO₂	85	86	86
瞳孔	3 (+) /3 (+)	3 (+) /3 (+)	4 (−) /4 (−)
体温	36.5	36.5	35.9
心電図	幅広 QRS	幅広 QRS	VF→PEA
皮膚	蒼白，冷汗	蒼白，冷汗	蒼白，冷汗

▶傷病者状態

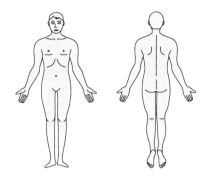

- 鼻翼呼吸，肩を使った努力性呼吸
- 口すぼめ呼吸
- 口唇チアノーゼ
- 胸郭運動減弱
- 呼吸音減弱
- 打診により鼓音
- 皮膚湿潤

▶観察のポイント

- COPDの急性増悪では努力性呼吸や鼻翼呼吸をきたす。多くはCO_2が上昇したCO_2ナルコーシスが多い。
- 努力性呼吸が存在しているうちに低流量・低濃度の酸素投与を開始する。
- 意識消失や呼吸停止をきたしている場合にはBVMで換気改善を図る。

🖳Memo・関連項目

表14　呼吸器系疾患にみられる随伴症状

意識障害	CO_2ナルコーシス，低酸素血症
起坐呼吸	気管支喘息，慢性閉塞性肺疾患など
陥没呼吸	上気道閉塞，気管支喘息，肺水腫，慢性閉塞性肺疾患
過換気	気管支喘息，肺炎，肺水腫，肺血栓塞栓症，間質性肺疾患など
口すぼめ呼吸	慢性閉塞性肺疾患，気管支喘息
吸気性喘鳴	上気道異物，気管支異物，仮性クループ，喉頭蓋炎，気管・気管支腫瘍，縦隔腫瘍など
チアノーゼ	低酸素血症
テタニー，助産師の手	過換気症候群
頸静脈怒張	慢性閉塞性肺疾患，緊張性気胸，肺血栓塞栓症
ばち指	慢性低酸素血症，慢性閉塞性肺疾患

≫ Advice

▶1. 問診　2. 観察所見からの鑑別診断　3. 急変時の迅速な対応

- **処置**
  原則として呼吸がしやすい体位で搬送を行い，自発呼吸が維持されている状態では，酸素の投与量には細心の注意を払う。自発呼吸が停止したときに備えて，いつでも換気の補助ができるように準備しておく。
- **搬送**
  軽度〜中等度であれば，かかりつけ医療機関へ搬送する。中等度以上であれば，二次医療機関または救命救急センターなどの人工呼吸管理の可能な医療機関へ搬送する。急性増悪を繰り返している傷病者も少なくないことから，以前には緊急時にどのような医療機関に搬送され，その後どのような申し合わせがされてきたのかを確認することも必要である。

▶活動目的

①処置の優先順位を判断できる。酸素投与→起坐位での搬送→呼吸不全の観察。

②問診・観察から病態を判断しロード＆ゴーの判断ができる。病院選定ができる。

③小児気管支喘息の病態を理解し，病態の悪化を予見できる。

▶「第10版 救急救命士標準テキスト」→ pp.652～653

 出場指令 ○○市△△町××。□□方にて急病人。8歳男児。
自宅にて呼吸苦を訴えている模様。以下，詳細不明。

■病態

気管支喘息は発作性の喘鳴，咳，呼吸困難が特徴である。発作は夜間，早朝に起こりやすく，また，6月や9月などの季節の変わり目に起こることが多い。小児喘息は小児期に限定した喘息であり，感冒などを契機に発生しやすい。

▶状況評価

現病歴	：昨日から風邪気味状態が続いていて，学校から帰宅後，呼吸苦が強くなった（家人談）。
接触時体位	：坐位
既往歴	：小児喘息（4年前）
アレルギー	：アトピー
関係者	：家人
時間経過	：要請から10分後救急隊到着
服薬	：通院はしていない
最終食事	：4時間前
備考	：メイン進入不可（玄関まで）

▶所見・情報

主訴	：呼吸が苦しい。苦しくて動けないと訴えていた（問診時に家人が回答）。
観察所見	：会話不能，連続性ラ音聴取，呼気の延長，努力性呼吸，顔面蒼白，口唇チアノーゼ。
備考	：ADLは自立。

▶バイタル

	接触時	容態変化① —車内収容後—	容態変化② 傷病者が手技が乱雑だと感じた場合
JCS	II－10	III－100	III－300
BP	114/72	92/68	測定不可
HR	108 (18) 不整	120 (20) 不整	触知せず
RR	36 (6)	36 (6)	感ぜず
SpO₂	85	86	86
瞳孔	3 (+) / 3 (+)	3 (+) / 3 (+)	4 (−) / 4 (−)
体温	36.5	36.5	35.9
心電図	洞調律	洞調律	VF→PEA
皮膚	蒼白，冷汗	蒼白，冷汗	蒼白，冷汗

▶傷病者状態

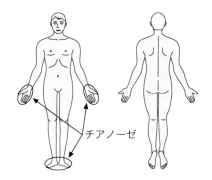

チアノーゼ

- 努力性呼吸
- 呼気の延長
- 連続性ラ音
- 口唇チアノーゼ
- 皮膚湿潤

▶観察のポイント

- 喘息は咳嗽, 軽度の喘鳴から間欠的に始まり, 症状が頻繁になるものも少なくない。
- 重症持続型では週に1〜2回大発作を起こし, 日常生活や睡眠に障害をきたす。
- チアノーゼがあれば, まず酸素投与を行う。

▛Memo・関連項目

- PartⅢ資料集「表15 小児における気管支喘息の重症度」参照（108頁）

≫ Advice

▶1. 問診　2. 観察所見からの鑑別診断　3. 急変時の迅速な対応

- 聴診では胸部全体に連続性ラ音が聴取され, 呼気の延長が認められる。発作の程度が強くなるほど連続性ラ音は著明となるが, さらに発作が重篤化すれば換気不全となり, 連続性ラ音も減弱する（サイレントチェスト）。傷病者が起坐呼吸をしているときは坐位で搬送するが, 傷病者が上体を前屈みにした起坐位をとっているときはできるだけそのままの体位を維持するのがよい。
- 重篤発作でBVMの使用にもかかわらず全身症状, SpO_2値の改善がみられない場合にはスクイジングを実施する。
- 本人が吸入薬を所有している場合は吸入薬を用いてもよい。

▶活動目的

①処置の優先順位を判断できる。酸素投与→起坐位での搬送→呼吸不全の観察。

②問診・観察から病態を判断しロード&ゴーの判断ができる。病院選定ができる。

③胃・十二指腸潰瘍の穿孔の病態を理解し，重症化を予見できる。

▷「第10版 救急救命士標準テキスト」→ p.590

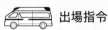 **出場指令** ○○市△△町××。□□方にて急病人。24歳男性。自宅にて腹痛を訴えている模様。以下，詳細不明。

■病態

潰瘍とは粘膜筋板を越える比較的深い組織欠損を指す。胃・十二指腸潰瘍は消化性潰瘍ともいい，胃潰瘍は胃角部小彎，十二指腸潰瘍は球部前壁に好発する。穿孔性腹膜炎は突然に発症し，腹部は板状硬となる。長時間放置すると汎発性腹膜炎から敗血症に至るので，外科対応が可能な二次医療機関を選定する。

▶状況評価

現病歴 : 最近，お腹が減ると腹痛があったが病院には行かなかった。本日，就寝前に腹痛が増強して我慢できなくなったため救急要請（本人談）。
接触時体位 : 右側臥位
既往歴 : 喘息（10年前）
アレルギー : 小麦，卵
関係者 : 家人
時間経過 : 要請から10分後救急隊到着
服薬 : 吸入薬（□□クリニック）
最終食事 : 6時間前
備考 : メイン進入不可（玄関まで）

▶所見・情報

主訴 : 最近，お腹が減るとお腹の上のほうが痛かったが，今は右上のほうが痛い（本人回答）。
観察所見 : 苦悶様顔貌，悪心，右上腹部の圧痛，腹壁の緊張，筋性防御，反跳痛，腸雑音消失。
備考 : たばこは毎日20本くらい，飲酒はほぼ毎日晩酌（ビール500mL）。1週間前から便が黒いことに気がついていた。

▶バイタル

	接触時	容態変化① ―車内収容後―
JCS	I－1	I－2
BP	132/92	150/100
HR	102 (17)	126 (21)
RR	24 (4)	36 (6)
SpO₂	99	98
瞳孔	3 (+) /3 (+)	3 (+) /3 (+)
体温	36.5	36.5
心電図	洞調律	洞調律
皮膚	蒼白，冷汗	蒼白，冷汗

▶傷病者状態

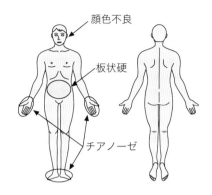

顔色不良

板状硬

チアノーゼ

- 苦悶様顔貌
- 悪心
- 右心窩部痛
- 腹膜刺激症状（板状硬）
- 腸雑音消失
- 皮膚発汗あり
- チアノーゼ

▶観察のポイント

- 腹壁に板状のような硬さがある場合には汎発性腹膜炎を考える。
- 苦悶様顔貌や腸蠕動音の減弱などの所見と脈拍微弱などのショック所見を見落とさない。

▬Memo・関連項目

表16　胃潰瘍・十二指腸潰瘍の鑑別診断

	胃潰瘍	十二指腸潰瘍
好発年齢	40～60歳 男＞女	20～40歳 男＞女
腹痛の性状	食後に増強	空腹時痛 夜間痛
痛みの部位	上腹部正中（心窩部）	右季肋部痛

≫　Advice

1．問診：ストレスの原因やタール便の有無，空腹時痛などの確認
2．腹部の所見：板状硬や腹膜刺激症状から汎発性腹膜炎を考慮
3．急変時の迅速な対応：ショック状態に対する迅速な対応

- 非穿孔であれば最も痛みの少ない姿勢をとらせて搬送する。
- 穿孔による腹膜炎を疑った場合には，酸素を投与し，傷病者がいちばん楽な姿勢（胸膝位）で緊急に開腹手術が可能な医療機関に搬送する。

Scene 40	▶活動目的
内因性疾患	①処置の優先順位を判断できる。酸素投与→急性腹症の観察→体位管理。
肝硬変	②問診・観察から病態を判断しロード&ゴーの判断ができる。病院選定ができる。

▷「第10版 救急救命士標準テキスト」→ p.595

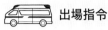 **出場指令** ○○市△△町××。□□方にて急病人。68歳男性。
自宅にて倦怠感を訴えている模様。以下，詳細不明。

■病 態

各種慢性肝疾患の終末像であり，不可逆的な病態である。原因の多くをＣ型肝炎ウイルスによる慢性肝炎が占める。大量の腹水の貯留，クモ状血管腫，食道静脈瘤破裂などが好発する。出血傾向もあり，いったん破裂すると止血が難しい病態となる。

▶状況評価

現病歴	：数日前から倦怠感を訴えて食欲不振。時折，腹痛を訴えていた。本日になり，受け答えがはっきりしなくなり家人が救急要請（問診時に家人が回答）。
接触時体位	：右側臥位
既往歴	：胆石症，Ｃ型肝炎（20年前の輸血により），高血圧（５年前から）
アレルギー	：花粉症
関係者	：家人
時間経過	：要請から10分後救急隊到着
服薬	：降圧剤（□□クリニック）
最終食事	：４時間前
備考	：メイン進入不可（玄関まで）

▶所見・情報

主訴	：最近お腹が減るとお腹の上のほうが痛かったが，今は右上のほうが痛い（本人回答）。
観察所見	：倦怠感，食欲不振，顔面黄疸・眼瞼黄疸，腹水，クモ状血管腫。
備考	：普段から薬を飲んでいて，血圧140/90くらいとのこと。ADLは自立。

▶バイタル

	接触時	容態変化① ―車内収容後―	容態変化② 傷病者が手技が乱雑だと感じた場合
JCS	Ⅰ－3	Ⅱ－10	Ⅲ－300
BP	112/88	106/72	測定不可
HR	108 (18)	126 (21)	触知せず
RR	30 (5)	36 (6)	感ぜず
SpO₂	98	98	エラー
瞳孔	3 (+) / 3 (+)	3 (+) / 3 (+)	4 (-) / 4 (-)
体温	37.5	37.5	35.9
心電図	洞調律	洞調律	VF→PEA
皮膚	冷汗	冷汗	蒼白，冷汗

▶傷病者状態

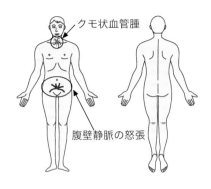

- 倦怠感
- 顔面黄疸, 眼瞼黄疸
- 腹水による腹部膨満
- クモ状血管腫
- 腹壁静脈の怒張

▶観察のポイント

- C型肝炎による黄疸, 腹部膨満などから腹水および食道静脈瘤の存在を想起する。
- 腹水だけでなく胸水貯留では呼吸困難も進行するので注意する。

■Memo・関連項目

表17　肝硬変の症状

初期症状	倦怠感, 食思不振, 腹部膨満
肝機能低下による症状	低アルブミン血症, 浮腫, 腹水, 出血傾向, 黄疸, クモ状血管腫, 女性化乳房, 肝性昏睡
門脈圧亢進による症状	食道静脈瘤, 腹壁静脈怒張, 脾腫

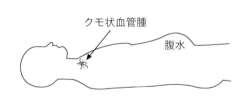
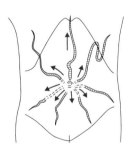

図11　肝硬変でみられる腹水の貯留と腹壁静脈の怒張 (メズサの頭)

>>> Advice

1. 問診：C型肝炎の既往について聴取
2. 腹壁や黄疸などの腹部観察所見からの鑑別診断
3. 急変時の迅速な対応

- 初期症状は倦怠感, 食欲不振, 腹部膨満程度であるが, 進行していくと黄疸が顕著となり, 肝機能不全による症状が出現する。
- 腹水が著明な場合, 横隔膜挙上による換気障害から頻呼吸を認めることが多い。その場合は仰臥位よりも坐位をとらせる。
- 食道静脈瘤からの出血, 吐血がないか確認する。

<table>
<tr><td>

Scene 41

内因性疾患
胃・十二指腸潰瘍
穿孔

</td><td>

▶活動目的
①処置の優先順位を判断できる。酸素投与→急性腹症の観察→体位管理。
②問診・観察から病態を判断しロード＆ゴーの判断ができる。病院選定ができる。

▷「第10版 救急救命士標準テキスト」→ pp.590〜591

</td></tr>
</table>

 出場指令 ○○市△△町××。□□方にて急病人。81歳男性。自宅にて胸痛を訴えている模様。以下，詳細不明。

■病態

胃・十二指腸潰瘍の共通の症状として，上腹部痛，上腹部不快感，悪心がある。好発年齢は，胃潰瘍は40〜60歳，十二指腸潰瘍は20〜40歳である。いずれも男性に多い。また，高齢者では胃以外にも大腸穿孔が認められる。高齢者に特徴的なことは，穿孔の症状が明らかでないことが多く，診断が見逃されることが少なくない。

▶状況評価

現病歴	：最近，食後の腹痛が多く，胃腸薬の服用により胃のムカムカは改善していた。本日になり突然，胸の痛みが強くなった。
接触時体位	：坐位（椅子）
既往歴	：胃潰瘍（5年前から），高血圧
アレルギー	：なし
関係者	：家人
時間経過	：要請から10分後救急隊到着
服薬	：降圧剤，胃薬（詳細不明）（□□クリニック）
最終食事	：4時間前
備考	：メイン進入不可（玄関まで）

▶所見・情報

主訴	：最近，胃がムカムカしていて気持ち悪い，胸・胃のあたりが痛い（本人回答）。
観察所見	：苦悶様顔貌，悪心，上腹部不快感，上腹部圧痛，腹壁の緊張，筋性防御，反跳痛，腸雑音消失。
備考	：普段から薬を飲んでいて，血圧140/90くらいとのこと。たばこは毎日15本くらい，飲酒はほぼ毎日晩酌（焼酎500mL）。

▶バイタル

	接触時	容態変化① —車内収容後，腹部刺激—	容態変化② 傷病者が手技が乱雑だと感じた場合
JCS	I−1	II−20	III−300
BP	110/78	106/86	測定不可
HR	120 (20)	126 (21)	触知せず
RR	30 (5)	36 (6)	感ぜず
SpO₂	98	97	エラー
瞳孔	3 (+) /3 (+)	3 (+) /3 (+)	4 (−) /4 (−)
体温	36.7	36.7	35.9
心電図	洞調律	洞調律	VF→PEA
皮膚	冷汗	冷汗	蒼白，冷汗

▶傷病者状態

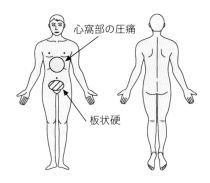

心窩部の圧痛

板状硬

- 苦悶様顔貌
- 上腹部不快感
- 胸痛（上腹部痛）
- 腹壁の緊張
- 筋性防御
- 反跳痛
- 腸雑音消失

▶観察のポイント

- 消化管の穿孔により腹壁は板状硬となるが，十二指腸潰瘍の場合は後腹膜腔で穿孔すると板状硬の所見が存在しないこともある。特に高齢者では腹部所見に乏しいので注意する。

≫ Advice

1．問診：ストレスの存在の確認，タール便などの有無の聴取
2．観察所見からの鑑別診断
3．ショック時の迅速な対応（体位）

- 高齢者の腹痛は，本来，穿孔を起こしても観察所見が乏しい傾向にあり，診断の遅れにつながり，予後が悪いことが多い。また，年齢から考えて，大腸穿孔，上腸間膜動脈閉塞症，腹部大動脈瘤など重篤な疾患が多いこともあり注意が必要である。

	Scene 42
内因性疾患	
尿管結石	

▶活動目的

①処置の優先順位を判断できる。酸素投与→主訴部位の観察→体位管理。

②問診・観察から病態を判断しロード＆ゴーの判断ができる。病院選定ができる。

③尿管結石の症状と病態を理解し，適切な対応ができる。

▷「第10版 救急救命士標準テキスト」→ p.598, p.602

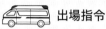 **出場指令** ○○市△△町××。□□方にて急病人。38歳男性。
自宅にて突然の左側腹痛を訴えている模様。以下，詳細不明。

■病態

救急搬送の理由となる強い痛みをきたすのは尿管結石であり，尿管の生理的狭窄部に嵌頓しやすい。激痛が特徴で七転八倒することが多い。しかし，痛みは強いが急変することは少ない。搬送先は内科を有する二次医療機関を選定する。

▶状況評価

現病歴	：本日になり（30分くらい前より），下腹部痛が強くなり動けなくなったため救急要請（家人談）。
接触時体位	：左側臥位（うずくまっている）
既往歴	：高血圧（5年前より），高尿酸血症（7年前より）
アレルギー	：花粉症
関係者	：家人
時間経過	：要請から10分後救急隊到着
服薬	：最近病院には通っていない
最終食事	：1時間前
備考	：メイン進入不可（玄関まで）

▶所見・情報

主訴	：最近，胃がムカムカして気持ち悪い，胸・胃のあたりが痛い（本人回答）。
観察所見	：下腹部痛，さらに背部から左側腹部にかけての疝痛，痛みで会話困難。また，ここ数日排尿時に痛みがあり血尿だったとのことで，来週にでも以前かかった泌尿器科に受診を考えていた（聞かれたら答える）（家人談）。
備考	：以前，尿管結石でこれほど痛みを訴えてはいなかった。たばこは毎日10本くらい，飲酒はほぼ毎日晩酌（焼酎800mL）。

▶バイタル

	接触時	容態変化① ―車内収容後, 腹部刺激―	容態変化② 傷病者が手技が乱雑だと感じた場合
JCS	I－3	II－10	II－20
BP	92/68	86/62	86/62
HR	144 (24)	138 (23)	138 (23)
RR	36 (6)	36 (6)	36 (6)
SpO₂	94	93	93
瞳孔	3 (+) / 3 (+)	3 (+) / 3 (+)	4 (+) / 4 (+)
体温	36.5	36.5	38.2
心電図	洞性頻脈	洞性頻脈	洞性頻脈
皮膚	冷汗	冷汗	蒼白，冷汗

▶傷病者状態

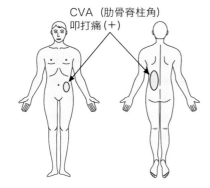

CVA（肋骨脊柱角）
叩打痛（＋）

- 苦悶様顔貌
- 発汗著明
- 腹痛
- 背部から左側腹部にかけての疝痛

▶観察のポイント

- 40〜50代男性が夜間に突然背部痛を訴えたら本症の発生を考える。
- 血尿の存在，背部の叩打痛が診断上の重要なポイントとなる。

▐▀Memo・関連項目

表18　血尿をきたす主な疾患

病理名	頻度	重症度	入院	手術の要否	判断のポイントの要否
腎盂腎炎	○	△	○	×	生殖年齢の女性，悪寒高熱，腰背部痛
尿管結石	○	×	×	×	青壮年男性，背部・側腹部・下腹部疝痛，腹部所見に乏しい
尿路の癌	×	○	○	○	他の症状を伴わない間欠的血尿，時に凝血塊による膀胱閉塞
膀胱炎	○	×	×	×	頻尿，排尿終末時痛，残尿感，全身症状を欠く
急性前立腺炎	△	△	△	×	悪寒発熱，膀胱炎症状，会陰部痛
尿路の外傷	○	○	○	△	腰背部・下腹部・骨盤・会陰部の外傷

≫ Advice

1．問診：「高尿酸血症と指摘されたことはないか？」「以前にも同様の痛みや症状はなか
　　　　　ったか？」を確認
2．観察所見からの鑑別診断
3．急変時の迅速な対応

- 症状

深夜・早朝に発症することが多く，疝痛発作と血尿が主な症状である。悪心・嘔吐，
冷汗，血圧低下を伴うことがある。結石の嵌頓が腎盂尿管移行部に生じたときは腰背部，
総腸骨動脈との交差部では側腹部，尿管膀胱移行部では下腹部に，それぞれ強い痛みを
生じるとされている。

- 現場活動

比較的典型的な経過をたどるので判断に迷うことは少ないが，悪心・嘔吐などの消化器
症状を伴う場合には消化器疾患との区別が必要になる。冷汗を伴う場合には腹部大動脈
瘤破裂などの重篤な疾患との区別も必要となる。

Scene 43

内因性疾患

急性腎盂腎炎

▶活動目的
①処置の優先順位を判断できる。酸素投与→主訴部位の観察→体位管理。
②問診・観察から病態を判断しロード&ゴーの判断ができる。病院選定ができる。
③尿路感染症の病態を理解する。敗血症への進行を予見できる。

▷「第10版 救急救命士標準テキスト」 → p.602

 出場指令 ○○市△△町××。□□方にて急病人。56歳女性。自宅にて腹痛を訴えている模様。以下，詳細不明。

■病態

腎盂腎炎は腎実質，腎盂，腎杯の逆行性細菌感染症である。膀胱炎が先行する場合が多く，性的に活発な年齢あるいは高齢の女性に好発する。感冒症状のない高熱（38℃以上）と腰痛を訴える場合，まず本疾患を念頭におく。内科を有する二次医療機関へ搬送する。

▶状況評価

現病歴	：最近発熱などの風邪の症状が続いており，トイレなどに頻回に行くようになった。本日になり（1時間前より）腰部の痛みが強くなり，動けなくなったため救急要請（家人談）。
接触時体位	：右側臥位
既往歴	：高脂血症（5年前より），高血圧，膀胱炎
アレルギー	：そば
関係者	：家人
時間経過	：要請から10分後救急隊到着
服薬	：降圧剤（□□クリニック）
最終食事	：1時間前
備考	：メイン進入不可（玄関まで）

▶所見・情報

主訴	：背部（腰）痛，痛みで会話が困難。今朝方，強い寒気と吐き気を訴えていた。また，ここ数日，尿の色が悪いということも聞いていた（聞かれたら答える）（家人談）。
観察所見	：苦悶様顔貌，発汗著明，全身熱感あり。体位変動で痛み増強，背部を叩かれると右叩打痛あり。
備考	：普段から薬を飲んでいて，血圧120/80くらいとのこと。たばこは毎日10本くらい，飲酒はほぼ毎日晩酌（焼酎800mL）。

▶バイタル

	接触時	容態変化① ―車内収容後，腹部刺激―	容態変化② 傷病者が手技が乱雑だと感じた場合
JCS	I－3	II－20	II－20
BP	110/78	86/62	76/54
HR	126 (21)	138 (23)	144 (24)
RR	30 (5)	36 (6)	36 (6)
SpO2	96	95	93
瞳孔	3 (+) / 3 (+)	3 (+) / 3 (+)	4 (+) / 4 (+)
体温	38.5	38.5	39.2
心電図	洞性頻脈	洞性頻脈	洞性頻脈
皮膚	発汗	発汗	発汗，全身紅潮

▶傷病者状態

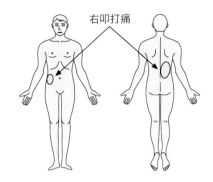

右叩打痛

- 苦悶様顔貌
- 背部痛（疝痛）
- 発汗著明
- 右背部叩打痛あり

▶観察のポイント

- 尿路感染症の場合，背部叩打痛があり，発熱（38℃以上）がある場合は本症を考える。
- また，敗血症性ショックに注意する。

⊟Memo・関連項目

表19　腎盂腎炎の症状・所見

・尿混濁
・腰背部痛
・悪寒・戦慄を伴う高熱
・膀胱炎症状……排尿痛，頻尿，残尿感

≫ Advice

1．問診：これまでに尿路感染症を繰り返していないか？　膀胱炎の存在などの確認
2．観察所見からの鑑別診断
3．ショック状態への対応（敗血症性ショック）

- 現場活動
  急性腎盂腎炎は，すでに敗血症を併発している可能性もあるのでショック徴候の有無に留意し，重篤な場合には高次医療機関を選定する。全身状態が安定していれば，内科または泌尿器科を有する入院可能な医療機関へ搬送する。
- 原因と病態
  細菌が尿道から入り上行性に腎盂に達するものが多く，一部に血行性感染もある。起炎菌は大腸菌が大部分である。基礎に尿路閉塞や糖尿病がある場合には重症化して敗血症へと進展しやすい。
- 症状
  悪寒・戦慄を伴う高熱で発症する。約1/3の例で排尿痛，頻尿，残尿感などの膀胱炎症状を認める。尿は混濁し，腰背部痛を伴うことが多い。悪心・嘔吐といった消化器症状を伴うこともある。

Scene 44		
内因性疾患		
急性腎不全 **（高カリウム血症）**		

▶活動目的

①処置の優先順位を判断できる。酸素投与→主訴部位の観察→体位管理。

②問診・観察から病態を判断しロード＆ゴーの判断ができる。病院選定ができる。

③腰痛をきたす疾患の鑑別を行うことができる。

▷「第10版 救急救命士標準テキスト」→ pp.599〜600

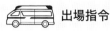 **出場指令** ○○市△△町××。□□方にて急病人。66歳男性。自宅にて腰痛を訴えている模様。以下，詳細不明。

■病 態

急性腎不全とは，さまざまな原因により急激に腎機能が低下し，水分，電解質，酸塩基平衡の維持ができなくなった状態である。高カリウム血症が進行すると VF や VT が発生する。

▶状況評価

現病歴 ：本日（5時間前），腰部の痛みが強くなり，動けなくなったため救急要請（家人談）。
接触時体位：右側臥位
既往歴 ：高脂血症（5年前より），高血圧，高尿酸血症，尿管結石
アレルギー：そば
関係者 ：家人
時間経過 ：要請から10分後救急隊到着
服薬 ：降圧剤（□□クリニック）
最終食事 ：ここ数日あまりしっかりと摂っていない。1時間前に水分を摂った。
備考 ：メイン進入不可（玄関まで）

▶所見・情報

主訴 ：腰背部痛，痛みで会話困難。最近動悸と頭痛を訴えていた。ここ数日倦怠感も強く，食欲不振を訴えることも多く，近く近医を受診する予定だった（聞かれたら答える）（家人談）。
観察所見：苦悶様顔貌，冷汗著明，全身浮腫あり，体動で痛み増強。
備考 ：普段から薬を飲んでいて，血圧120/80くらいとのこと。たばこは毎日10本くらい，飲酒はほぼ毎日晩酌（焼酎800mL）。

▶バイタル

	接触時	容態変化① ―車内収容後，腹部刺激―	容態変化② 傷病者が手技が乱雑だと感じた場合
JCS	II－20	III－100	III－300
BP	92/68	82/－	測定不可
HR	126 (21) 不整	138 (23) 不整	触知せず
RR	30 (5)	36 (6)	感ぜず
SpO₂	96	95	エラー
瞳孔	3 (+) / 3 (+)	3 (+) / 3 (+)	4 (+) / 4 (+)
体温	38.5	38.5	38.5
心電図	洞調律	洞調律	VF→PEA
皮膚	発汗	発汗	発汗

▶傷病者状態

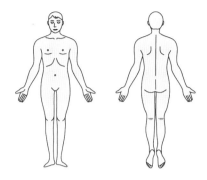

- 苦悶様顔貌
- 腰背部痛
- 冷汗著明
- 全身浮腫
- 心電図上でT波増高（テント状T波）

▶観察のポイント

- 急性腎不全で尿が出にくくなると全身の浮腫をきたす。
- 乏尿・無尿などの症状とともに心電図上でテント状T波を認めれば本症を疑う。

▶心電図波形変化

● 徐脈とテント状T波 　　　　　　　　　　テント状T波　　　　　　　　テント状T波

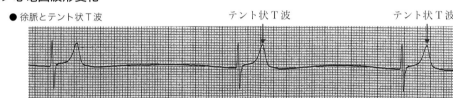

>>> **Advice**

1. 問診：過去に尿管結石の既往の有無を確認
2. 観察所見からの鑑別診断
3. 急変時の迅速な対応

- 腎前性の急性腎不全は，循環血液量減少（脱水）や心拍出量の減少，低血圧が原因で腎血流が減少し尿の生成が低下した状態であり，機能的腎不全とも呼ばれている。高カリウム血症では，血清カリウム値が 6.5 mEq/L 程になると，心電図上T波の増高がみられる。
- 血清カリウム値の異常が心電図に反映されることは多いが，心電図所見から血清カリウム値を推定することは困難である。血清カリウム値がおおむね 5.5 mEq/L 以上に上昇するとT波が増高して幅が狭く尖った形になる。これをテント状T波という。テント状T波を認めた場合は，高カリウム血症の可能性を考えて心停止の発生に備える。

<table>
<tr><td>

Scene 45

内因性疾患

脳梗塞

</td><td>

▶活動目的
①処置の優先順位を判断できる。酸素投与→主訴部位の観察→体位管理。
②問診・観察から病態を判断しロード＆ゴーの判断ができる。病院選定ができる。
③脳梗塞の病態を理解し，重症化を予見できる。

▶「第10版 救急救命士標準テキスト」→ pp.548〜549

</td></tr>
</table>

 出場指令 ○○市△△町××。□□方にて急病人。55歳女性。
食後に様子がおかしくなったため家人が救急要請。以下，詳細不明。

■病態

脳梗塞は，アテローム血栓性脳梗塞，心原性脳塞栓，ラクナ梗塞，その他の脳梗塞
に分類される。早期の医療機関でのt-PA投与やカテーテル治療により，劇的な症
状の改善を認めるため，症状が疑われたら高次医療機関への搬送を行う。

▶状況評価

現病歴	：食事の後に1〜2時間姿がみえず，見つけた後，様子がおかしかった（顔がゆがんでいた）ので救急要請（家人談）。
接触時体位	：坐位（椅子にて）
既往歴	：脂質異常症（5年前より），高血圧，尿管結石
アレルギー	：小麦
関係者	：家人
時間経過	：要請から5分後救急隊到着
服薬	：降圧剤（□□クリニック）
最終食事	：1〜2時間前
備考	：メイン進入不可（玄関まで）

▶所見・情報

主訴	：呂律が回らない，うまく歩けない（聞かれたら答える）。最近仕事が忙しいと言っていた（家人談）。
観察所見	：左顔面のゆがみ
備考	：普段から薬を飲んでいて，血圧140/90くらいとのこと。

▶バイタル

	接触時	容態変化① —車内収容後—	容態変化② 傷病者が手技が乱雑だと感じた場合
JCS	I−1	III−100	III−300
BP	132/78	142/88	162/112
HR	72(12) 不整	60(10) 不整	54(9) 不整
RR	18(3)	12(2)	6(1)
SpO₂	96	95	93
瞳孔	3(+)/3(+)	3(+)/3(+)	3(+)/3(+)
体温	36.5	36.5	36.2
心電図	心房細動	洞調律	洞調律
皮膚	正常	正常	正常

▶傷病者状態

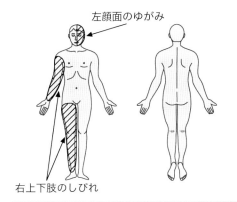

左顔面のゆがみ

右上下肢のしびれ

	症　状	本症例
CPSS*	顔面の下垂	左顔面下垂
	上肢の挙上	右上肢挙上不可
	言　語	不明瞭な言語

＊CPSS：シンシナティ病院前脳卒中スケール

🔲Memo・関連項目

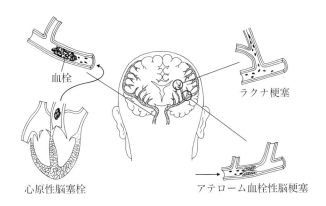

血栓

ラクナ梗塞

心原性脳塞栓

アテローム血栓性脳梗塞

図12　脳梗塞の分類・病因

〔救急救命士標準テキスト編集委員会(編)：救急救命士標準テキスト．改訂第10版，p.548，へるす出版，2020年より〕

≫ Advice

1．問診：呂律不良，手のしびれや麻痺はいつ頃始まったかを確認
2．観察所見からの鑑別診断：顔面神経麻痺や上下肢の麻痺について観察
3．急変時の迅速な対応

● 血栓溶解療法につながる情報収集と評価，医療機関の選定が予後に影響する。超急性期（発症後4.5時間以内）の脳梗塞の治療として血栓溶解療法（t-PA療法）とカテーテル治療が行われるようになったため，本人あるいは関係者からの発症時刻，既往歴，内服薬に関する情報収集は重要である。

Scene 46

内因性疾患

くも膜下出血

▶活動目的
①処置の優先順位を判断できる。酸素投与→主訴部位の観察→体位管理。
②問診・観察から病態を判断しロード＆ゴーの判断ができる。病院選定ができる。
③くも膜下出血の病態と重症度評価を理解し，適切な処置ができる。

▶「第10版 救急救命士標準テキスト」→ pp.550〜552

 出場指令 ○○市△△町××。□□方にて急病人。58歳男性。
家の掃除中に激しい頭痛を訴えた模様。以下，詳細不明。

■病態

脳動脈瘤が破裂して出血を起こすと，血液はくも膜下腔に広がり，髄膜刺激症状を引き起こす。その結果起こる急激な交感神経緊張により高血圧や神経原性肺水腫，心電図上のVFを発生することがある。

▶状況評価

現病歴	：20分くらい前に自宅で掃除中に激しい頭痛を訴え嘔吐し，意識がなくなったため家人が救急要請（家人談）。
接触時体位	：仰臥位（嘔吐痕あり，顔右向き）
既往歴	：高血圧（5年前より），不整脈（健康診断で指摘：家人）
アレルギー	：小麦，花粉症
関係者	：家人
時間経過	：要請から10分後救急隊到着
服薬	：降圧剤（□□クリニック）
最終食事	：3時間前
備考	：メイン進入不可（玄関まで）

▶所見・情報

主訴	：後頭部の激しい頭痛（聞かれたら答える）。最近あまり休みをとれていない。数日前から体調不良を訴えていた（家人談）。
観察所見	：嘔吐（食物残渣），項部硬直，口腔内異物なし。
備考	：普段から薬を飲んでいて，血圧140/90くらいとのこと。

▶バイタル

	接触時	容態変化① ―車内収容後―	容態変化② 傷病者が手技が乱雑だと感じた場合，全身痙攣
JCS	Ⅰ－1	Ⅲ－100	Ⅲ－300
BP	180/112	192/124	測定不可
HR	54 (9)	48 (8)	触知せず
RR	18 (3)	12 (2)	感ぜず
SpO₂	97	95	エラー
瞳孔	3 (+) / 3 (+)	3 (+) / 3 (+)	3 (+) / 3 (+)
体温	37.1	37.1	36.5
心電図	ST上昇	ST上昇	測定不可
皮膚	発汗	発汗	発汗

▶観察のポイント

- くも膜下出血は今までに感じたことがないほどの頭痛で発症する。
- しびれや麻痺などの神経所見が乏しいのが特徴である。

▶心電図波形変化

● ST上昇

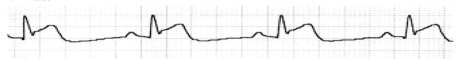

※発症時のストレス反応により心筋障害や神経原性肺水腫を合併することもある。
　不整脈やST-T異常などの心電図変化は約半数にみられ，心室細動などの致死性
　不整脈が病院前死亡原因の1つとなる。

■Memo・関連項目

表20　くも膜下出血の重症度分類（ハント・コスニック分類）

重症度	症　状
グレード 0	未破裂動脈瘤
グレード I	意識清明で，無症状か軽度の頭痛，項部硬直がある
グレード II	意識清明で，中等度～高度な頭痛，項部硬直はあるが，脳神経麻痺以外の神経症状はない
グレード III	傾眠または錯乱状態，あるいは軽度の局所脳神経脱落症状がある
グレード IV	昏迷状態で，中等度～重度の片麻痺がある。初期の除脳肢位や自律神経障害を伴うこともある
グレード V	意識は深昏睡で，除脳肢位を示し，瀕死の状態

≫　Advice

1．問診：バットで頭を殴られたような痛みなどの表現が特徴
2．観察所見からの鑑別診断
3．急変時の迅速な対応：呼吸停止をきたしている場合にはCPRを開始

- 最も重要なことは動脈瘤からの再出血の防止であり，嘔吐，興奮，疼痛などの刺激による血圧の上昇をできるだけ回避する。瞳孔や意識レベルの確認の際は強い光刺激や疼痛刺激を加えてはならない。また，気道確保はできるだけ用手的に行う。
- 脳神経外科の専門的治療が可能な医療機関を選定し，搬送中は傷病者の興奮や不安，精神的動揺を極力避ける。

▶活動目的

①処置の優先順位を判断できる。酸素投与→主訴部位の観察→体位管理。

②問診・観察から病態を判断しロード＆ゴーの判断ができる。病院選定ができる。

③脳出血の病態と特徴を理解し，重症化を予見できる。

▷「第10版 救急救命士標準テキスト」→ pp.552～554

 出場指令 ○○市△△町××。□□方にて急病人。62歳男性。入浴後に様子がおかしくなったため家人が救急要請した模様。以下，詳細不明。

■病態

高血圧性脳出血の多くは被殻出血(40%)＋視床出血(30%)であり，突然の意識消失と出血巣の反対側に片麻痺と知覚異常がみられ，バビンスキー反射が出現する。対側の顔面神経や舌下神経など脳神経の運動神経麻痺も伴う。脳出血の好発部位は被殻，視床，皮質下，脳幹，小脳などである。

▶状況評価

現病歴	：30分くらい前に入浴後，嘔吐して様子がおかしくなったため家人が救急要請（家人談）。
接触時体位	：仰臥位（嘔吐痕あり，顔左向き）
既往歴	：高血圧（5年前より），肝硬変
アレルギー	：ピーナッツ
関係者	：家人
時間経過	：要請から10分後救急隊到着
服薬	：降圧剤（□□クリニック）
最終食事	：3時間前
備考	：メイン進入不可（玄関まで）

▶所見・情報

主訴	：入浴後，突然，右手がしびれると言っていた（家人談）。
観察所見	：嘔吐（食物残渣），項部硬直なし，右半身がしびれている。
備考	：普段から薬を飲んでいて，血圧140/90くらいとのこと。

▶バイタル

	接触時	容態変化① —車内収容後—	容態変化② 傷病者が手技が乱雑だと感じた場合，全身痙攣
JCS	I－1R	II－30	III－300
BP	164/102	192/124	測定不可
HR	54(9)	48(8)	触知せず
RR	24(4) いびき様	24(4) いびき様	感ぜず
SpO₂	96	92(気道確保)→94	エラー
瞳孔	3(+)/3(+)	3(+)/5(+)	3(+)/5(+)
体温	37.6	37.6	37.4
心電図	洞調律	ST上昇	測定不可
皮膚	触知のとおり	触知のとおり	触知のとおり

▶傷病者状態

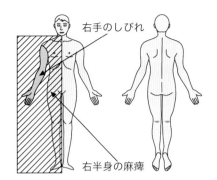

右手のしびれ

右半身の麻痺

		症　状	本症例
CPSS		顔面の下垂	正　常
		上肢の挙上	右手維持できず
		言　語	不明瞭な言語

▶観察のポイント

- 高血圧性脳出血は突然に発症する。
- 意識レベルが低下すると舌根沈下をきたし，いびき様呼吸から呼吸停止に至る。
- 適正な気道確保とBVMの使用が求められる。

🔖Memo・関連項目

- PartⅢ資料集「表21 脳出血の部位と症状」参照（109頁）
- PartⅣ小脳出血/▶Memo・関連項目「図13 脳出血の好発部位」参照（113頁）

≫　Advice

▶1. 問診　2. 観察所見からの鑑別診断　3. 急変時の迅速な対応

- 典型的な症状がある場合には脳血管障害を疑うことは難しくない。一方，現場で脳梗塞か脳出血であるかを判断することは困難であるが，医療機関側としては両者の鑑別のもととなる情報は必要であり，発症時刻や発症状況あるいは既往歴，内服薬などの情報収集に努める。搬送中の体位は仰臥位または麻痺側を上にした回復体位とし，嘔吐に注意する。
- 著明な高血圧，あるいは脳ヘルニアの徴候がみられる場合には，頭蓋内圧を降下させるために，頭部高位（セミファウラー位）も考慮する。

Scene 48
内因性疾患
低血糖

▶活動目的
①処置の優先順位を判断できる。状況把握→初期評価→病態判断。
②問診・観察から病態を判断しロード＆ゴーの判断ができる。病院選定ができる。
③低血糖による病態を理解し，重症化の予見ができる。

▷「第10版 救急救命士標準テキスト」→ pp.608～611

 出場指令 ○○市△△町××。□□方にて急病人。40代男性。自宅にて意識不明状態で倒れていたのを友人が発見し救急要請。以下，詳細不明。

■病態

血糖値が70mg/dL以下の場合，低血糖と判断する。発汗・動悸・振戦などの低血糖症状がある。低血糖でも麻痺などの一過性の症状を呈することがある。

▶状況評価

現病歴 ： 数日前から風邪気味で体調が悪いと言っていた。本日一緒に買い物に行く約束があったが連絡がとれず，様子を見に来たら意識不明で倒れていた（友人談）。
接触時体位： 仰臥位
既往歴 ： 糖尿病（詳細不明）
アレルギー： 不明
関係者 ： 友人
時間経過 ： 要請から10分後救急隊到着
服薬 ： 詳細は不明だが，以前何か薬を飲んでいたような気がする（友人談）
最終食事 ： 不明
備考 ： メイン進入不可（玄関まで）

▶所見・情報

主訴 ： 現場に到着したとき（10分前）には話ができた。話が片言で上手くしゃべれない，右手が上手く動かせない様子だった（友人談）。
観察所見： (既往・かかりつけ・服薬はカバンの中にある薬のパッケージに書いてある）。救急隊が現場を探したり，友人にしっかりと聞き込みができればお薬手帳を見つけることができる（記載内容→8年前より糖尿病，経口血糖降下薬，□□クリニックかかりつけ）。
備考 ： 現場でお薬手帳が見つけられた場合，緊急時は砂糖などを口唇部内に塗り込むようにという記載があるものとする（家にガムシロップがあったとする）。

▶バイタル

	接触時	容態変化① 現場で糖分を補給することができた場合	容態変化② 傷病者が手技が乱雑だと感じた場合，全身痙攣
JCS	III－100	II－30	III－300
BP	120/78	116/64	測定不可
HR	120 (20)	90 (15)	触知せず
RR	18 (3)	18 (3)	感ぜず
SpO₂	96	96	エラー
瞳孔	3 (+)/3 (+)	3 (+)/3 (+)	3 (+)/5 (+)
体温	36.6	36.6	37.4
心電図	洞調律	洞調律	Asystole
皮膚	冷汗	冷汗	冷汗

▶傷病者状態

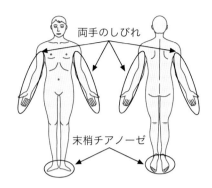

両手のしびれ

末梢チアノーゼ

• 蒼白
• 冷汗
• 両手のしびれ

▶観察のポイント

• 空腹感・あくびが出現し，血糖低下に伴い交感神経症状により，発汗，振戦，動悸などを認める。さらに低下すると意識消失となる。

📧Memo・関連項目

表22　血糖値と症状

血糖値（mg/dL）	症　状
≦70	空腹感，あくび，悪心
≦55	発汗，振戦，動悸，頻脈，不安感，熱感，頭痛，顔面蒼白
	眠気，脱力，めまい，疲労感，集中力低下，霧視，見当識の低下，攻撃的言語
≦30	片麻痺，意識レベルの低下，痙攣，昏睡

≫ Advice

▶1. 問診　2. 観察所見からの鑑別診断　3. 急変時の迅速な対応

• **現場での対応①：意識レベルが保たれている場合**
一般に，糖尿病患者やその家族は，低血糖を自覚した際には10g程度のブドウ糖を内服するよう主治医から指導されていることが多い。この場合，ブドウ糖内服後15分程度待ち，改善がなければ繰り返す。

• **現場での対応②：意識レベルが低下している場合**
意識レベルが低下している場合は，経静脈的にブドウ糖溶液を投与するのがよい。血糖値が上昇し意識状態が改善しても，再度，低血糖に陥る場合があるため，経過を観察する。血糖値が上昇したにもかかわらず意識レベルが速やかに改善しない場合には，
　　①低血糖以外に意識障害をきたす原因がある
　　②低血糖状態が長時間続いたために脳が高度の障害を被っている
の2つの可能性を考慮し，高次医療機関へ搬送する。

►活動目的
①処置の優先順位を判断できる。状況把握→初期評価→病態判断。
②問診・観察から病態を判断しロード＆ゴーの判断ができる。病院選定ができる。
③薬物中毒の病態と適正な対処方法を理解する。

▷「第10版 救急救命士標準テキスト」→ pp.788〜798

出場指令 ○○市△△町××。□□方にて急病人。30代女性。
しばらく会社を休んでいたので，心配になった同僚がアパートを訪れたところ意識を失っていたため救急要請。以下，詳細不明。

■病 態

体内へ吸収された中毒物質は，肝臓で代謝を受けて無害な代謝産物まで分解される場合や，代謝を受けずにそのまま尿中や胆汁中，呼気中に排泄される場合もある。意識障害をきたす薬剤に注意する。

►状況評価

現病歴	：ここ数日，風邪だということで会社を休んでいた。なかなか治らないらしく，今朝は電話をかけても出ないので心配になって来たら倒れていた（同僚談）。
接触時体位	：仰臥位，嘔吐痕あり，顔左向き
既往歴	：てんかん（詳細不明）
アレルギー	：猫
関係者	：同僚
時間経過	：要請から10分後救急隊到着
服薬	：詳細は不明だが，以前何か薬を飲んでいたような気がする（同僚談）
最終食事	：不明
備考	：メイン進入不可（玄関まで）

►所見・情報

主訴	：最終連絡は昨夜10時に電話で，腹痛，悪心を訴えていた（同僚談）。
観察所見	：嘔吐（口腔内若干食物残渣あり），項部硬直なし，呼吸音（湿性雑音あり）。
備考	：ゴミ箱周辺に総合感冒薬の空箱が大量にある（アセトアミノフェン錠の空き箱，梱包空き100T分），自損などの企図は認められず（そんな人ではないと同僚が証言）。

►バイタル

	接触時	容態変化① 傷病者が手技が乱雑だと感じた場合，全身痙攣
JCS	III−300	III−300
BP	120/78	測定不可
HR	120 (20)	触知せず
RR	18 (3)	感ぜず
SpO₂	96	エラー
瞳孔	3 (+) /3 (+)	3 (+) /5 (+)
体温	36.6	37.4
心電図	洞調律	Asystole
皮膚	発汗	発汗

▶傷病者状態

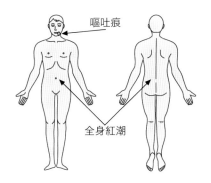

嘔吐痕

全身紅潮

- 嘔吐痕
- 発汗著明
- 呼吸音（湿性雑音あり）

▶観察のポイント

- 中毒物質は原因薬剤の特定が第一優先事項となる。それ以外は意識障害に対する気道確保や嘔吐への対応が重要である。

📧Memo・関連項目

表23　中毒物質に特有の臭気と随伴症候

臭　気	中毒物質
中毒物質に特有の臭気	パラコート除草剤（着臭による），硫化水素，亜硫酸ガス（二酸化硫黄），塩素ガス，エタノール，イソプロピルアルコール（アセトン臭），樟脳，フェノール，クロロホルムなど
アーモンド臭	青酸（シアン）
随伴症候	**中毒物質**
咽頭痛・びらん	パラコート除草剤，クレゾール，酸・アルカリ，酸性・アルカリ性洗剤
縮瞳・流涎・発汗・線維束性収縮	有機リン系殺虫剤，神経毒ガス，カーバメート（有機リン系殺虫剤）
高熱・過呼吸（クスマウル呼吸）	アスピリン
全身性痙攣	三環・四環系抗うつ薬，タバコ（ニコチン），樟脳，有機塩素
低血糖症状	非定型抗精神病薬，経口血糖降下薬，インスリン，有機フッ素
意識障害のみ（ほかはすべて正常）	ベンゾジアゼピン系睡眠薬
意識障害と縮瞳	モルヒネ（麻薬）
意識障害と散瞳	覚醒剤，コカイン

≫ Advice

▶1. 問診　2. 観察所見からの鑑別診断　3. 急変時の迅速な対応

- 総合感冒薬に含まれるアセトアミノフェンは，大量に摂取すると意識障害が発生する。傷病者は治らない風邪に対して，必要以上に風邪薬を飲んだため，発生したもの（うつ病などの精神障害は関係がない）。
- Nアセチルシステイン投与により肝障害を予防できる。

【p. 85…Scene38】

表15　小児における気管支喘息の重症度

		小発作	中発作	大発作	呼吸不全
呼吸の状態	喘鳴	軽度	明らか	著明	減少または消失
	陥没呼吸	なし〜軽度	明らか	著明	著明
	呼気延長	なし	あり	明らか↑	著明
	起坐呼吸	横になれる	坐位を好む	前屈みになる	—
	チアノーゼ	なし	なし	可能性あり	あり
	呼吸数	軽度増加	増加	増加	不定
覚醒時における小児の正常呼吸数の目安		＜2か月　＜60/分　2〜12か月　＜50/分　1〜5歳　＜40/分　6〜8歳　＜30/分			
呼吸困難	安静時	なし	あり	著明	著明
	歩行時	急ぐと苦しい	歩行時著明	歩行困難	歩行不能
生活の状態	話し方	一文区切り	句で区切る	一語区切り	不能
	食事の仕方	ほぼ普通	やや困難	困難	不能
	睡眠	眠れる	時々目を覚ます	障害される	—
意識障害	興奮状況	正	やや興奮	興奮	錯乱
	意識低下	なし	なし	ややあり	あり
PEF	(吸入前)	＞60%	30〜60%	＜30%	測定不能
	(吸入後)	＞80%	50〜80%	＜50%	測定不能
SpO₂（大気中）		≧96%	92〜95%	≦91%	＜91%
PaCO₂		＜41mmHg	＜41mmHg	41〜60mmHg	＞60mmHg

判定のためにいくつかのパラメーターがあるが，全部を満足する必要はない。
↑ 多呼吸のときには判定しにくいが，大発作時には呼気相は吸気相の2倍以上に延長している。
注：発作強度が強くなると乳児では肩呼吸ではなくシーソー呼吸を呈するようになる。呼気，吸気時に胸部と腹部の膨らみと陥没がシーソーのように逆の動きになるが，意識的に腹式呼吸を行っている場合はこれに該当しない。
PEF：ピークフローメーターによる最大呼気流量。

（日本小児アレルギー学会：小児気管支喘息治療・管理ガイドラインより）

▷ Part Ⅲ 資料集

【p. 110…Scene47】

表21　脳出血の部位と症状

	被殻出血	視床出血	皮質下出血	小脳出血	橋出血
意　識	血腫大のとき障害	血腫大のとき障害	血腫大のとき障害	血腫大のとき障害	障害
麻　痺	血腫と反対側片麻痺	血腫と反対側片麻痺	部位により反対側片麻痺	なし	四肢麻痺
知覚障害	あり（＋）	あり（＋＋）	部位により（＋）	なし	あり
瞳孔大きさ	正常（脳ヘルニアで病側散大）	小（しばしば病側が小さいホルネル症候群）	正常（脳ヘルニアで病側散大）	正常	縮小（ピンポイント）
対光反射	＋	－	＋	＋	＋～－
眼球位置	共同偏視（病巣側へ）	下方共同偏視	共同偏視（病巣側へ）		正中固定 水平眼球 周期性眼球垂直連動
その他			後頭葉：同名半盲 左側頭葉：失語 頭頂葉：失認，失行	めまい，頭痛，嘔吐，病側上下肢失調，歩行不能	過高熱 脳神経麻痺

109

Assort

Scene 50 意識障害 小脳出血	▶活動目的 ①処置の優先順位を判断できる。状況把握→初期評価→病態判断。 ②問診・観察から病態を判断しロード＆ゴーの判断ができる。病院選定ができる。 ③小脳出血の病態を理解し，適切な対応ができる。 ▷「第10版 救急救命士標準テキスト」→ pp.552～554

出場指令　○○市△△町×× 。□□方にて急病人。65歳男性。
夕食中に頭痛と嘔気が出現し歩行がうまくできなくなったため救急要請。以下，詳細不明。

■病 態

小脳出血は激しい後頭部痛，強い悪心・嘔吐とめまいを特徴とする脳出血で，体幹部の動揺，歩行障害など，もっぱら小脳症状や失調症状が急きょみられる。運動麻痺はない。

▶状況評価

現病歴	：晩酌中に右手でコップをうまく持てなくなった。その後，頭痛と嘔気が出現したためトイレに行こうとしたら，うまく歩けなくなった（家人談）。
接触時体位	：坐位
既往歴	：高血圧，脂質異常症（4年前より）
アレルギー	：アスピリン
関係者	：家人
時間経過	：要請から10分後救急隊到着
服薬	：降圧剤（□□クリニック）
最終食事	：食事中だった
備考	：メイン進入不可（玄関まで）

▶所見・情報

主訴	：頭痛，嘔気，めまい，うまく歩けない，右手でコップが持てない。
観察所見	：右側バレー徴候（陰性），構音障害・呂律障害などなし（CPSS異常1）。
備考	：普段から薬を飲んでいて，血圧160/100くらいとのこと。

▶バイタル

	接触時	容態変化① —車内収容後—	容態変化② 傷病者が手技が乱雑だと感じた場合， 適宜バイタルを落とす。
JCS	I−1	II−20	III−300
BP	150/90	150/90	測定不可
HR	108(18)	108(18)	触知せず
RR	18(3)	18(3)	感ぜず
SpO₂	98	96	エラー
瞳孔	3(+)/3(+)	3(+)/3(+)	3(+)/5(±)
体温	37.8	37.8	37.4
心電図	洞調律	洞調律	測定不可
皮膚	発汗	発汗	発汗

▶傷病者状態

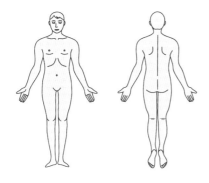

• 嘔吐痕あり
• 発汗著明
• 回転性めまい
• 身体が右に傾く

▶観察のポイント

• 小脳出血は激しい後頭部痛，強い嘔気・嘔吐，めまいで発症し，体幹が傾く失調症状などがみられるが，運動麻痺がないことが重要なポイントである。

📧Memo・関連項目

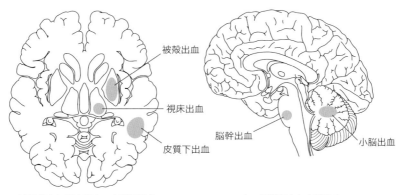

a：被殻出血と視床出血，皮質下出血　　　　　b：脳幹出血と小脳出血

図13　脳出血の好発部位

>>> Advice

▶1. 問診　2. 観察所見からの鑑別診断　3. 急変時の迅速な対応

• 意識障害が高度な場合には，舌根沈下や嘔吐による気道閉塞に注意する。用手的な気道確保の後にも酸素飽和度が低い場合には，酸素投与を考慮する（SpO_2値が90％未満の場合は絶対適応）。精神状態は不安が強く興奮して指示に応じないことも多いが，できるだけ安静にさせて血圧の再上昇を避ける。
• 極端な温度差は血圧上昇につながるので冬季は保温にも考慮する。脳出血でも脳梗塞でも緊急治療が行える医療機関に搬送する。

<table>
<tr><td>Scene 51</td><td rowspan="3">

▶活動目的
①処置の優先順位を判断できる。状況把握→初期評価→病態判断。
②問診・観察から病態を判断しロード&ゴーの判断ができる。病院選定ができる。
③熱中症の病態を理解し，適切な対応ができる。

</td></tr>
<tr><td>環境障害</td></tr>
<tr><td>熱中症①</td></tr>
</table>

▷「第10版 救急救命士標準テキスト」→ pp.815〜820

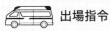 **出場指令** ○○市△△町××。□□大学にて体育の授業中に動けなくなってしまったとのことで救急要請。以下，詳細不明。

■病態

重症の熱中症では暑熱環境によって脱水が進行して高体温を生じる。脱水による臓器血流の低下と虚血，高体温による脱水と多臓器不全がその本質である。

▶状況評価

現病歴 ：体育の授業中（30分前），気分不快で休憩していたが（15分前），意識がもうろうとしてきたために救急要請したもの（教員談）。

接触時体位：坐位（椅子）
既往歴 ：てんかん
アレルギー：乳製品
関係者 ：教員
時間経過 ：要請から7分後救急隊到着
服薬 ：抗てんかん薬（□□クリニック）
最終食事 ：朝から何も食べていない
備考 ：メイン進入不可（体育館入り口まで）

▶所見・情報

主訴 ：気持ち悪い，頭が痛い，クラクラする，休んでいたがよくならない。

観察所見：顔面紅潮，熱感あり，全身発汗，全身倦怠感，頭痛，嘔気。

備考 ：体育館のハンドボールコート内，体育館内は換気なし。最近減量中で，ご飯をしっかりと食べていない（本人回答）。現場で活動を続けた場合，関係者も容態変化（傷病者接触時バイタルへ）。

▶バイタル

	接触時	容態変化① 接触後5分以内に車内 収容をできない場合	容態変化② 傷病者が手技が乱雑だと感じた場合， 適宜バイタルを落とす。
JCS	I−1	II−10	III−300
BP	98/62	92/58	測定不可
HR	114 (19)	126 (21)	触知せず
RR	30 (5)	36 (6)	感ぜず
SpO₂	97	96	エラー
瞳孔	3 (+)/3 (+)	3 (+)/3 (+)	3 (+)/5 (±)
体温	37.9	38.0	38.0
心電図	洞調律	洞調律	測定不可
皮膚	発汗，熱感あり	発汗，熱感あり	発汗，熱発あり

▶観察のポイント

- 毎年熱中症の発生が多くなっている。熱中症は救急疾患のなかで唯一予防が可能な疾患である。これまでの労作や環境などについて十分な問診を行うことで診断は容易である。

▅Memo・関連項目

- IV資料集「図14 熱中症対策マニュアル」参照（128頁）

表24　熱中症の重症度分類と症状

	症 状	重症度	治 療	臨床症状からの分類
I度 (応急処置と見守り)	めまい，立ちくらみ，生あくび，大量の発汗，筋肉痛，筋肉の硬直（こむら返り），意識障害を認めない（JCS＝0）		通常は現場で対応可能 →冷所での安静，体表冷却，経口的に水分とNaの補給	熱痙攣 熱失神
II度 (医療機関へ)	頭痛，嘔吐，倦怠感，虚脱感，集中力や判断力の低下（JCS≦1）		医療機関での診察が必要 →体温管理，安静，十分な水分とNaの補給（経口摂取が困難なときは点滴にて）	熱疲労
III度 (入院加療)	下記の3つのうちのいずれかを含む (C) 中枢神経症状 意識障害JCS≧2，小脳症状，痙攣発作 (H/K) 肝・腎機能障害 入院経過観察，入院加療が必要な程度の肝または腎障害 (D) 血液凝固異常 急性期DIC診断基準（日本救急医学会）にてDICと判断 →III度のなかでも重症型		入院加療（場合により集中治療）が必要 →体温管理（体表冷却に加え体内冷却，血管内冷却などを追加） 呼吸，循環管理，DIC治療	熱射病

(日本神経救急学会：熱中症の重症度分類より一部改変)

≫ Advice

1．問診：暑熱環境下での長時間の労作，あるいは室内環境での安静でも熱中症は発生する
2．観察所見からの鑑別診断：発汗が止まり乾燥するとうつ熱となる
3．処置を行う場所の考慮：扇風機やシャワーをかけられるような場所に移動して十分な冷却を試みる

- 意識障害の進行，ショックの発症と遷延，体温降下不良は，予後不良の因子となる。したがって，高体温に対しては冷却を確実に行い，救急車内の通気と車内温度に最大限配慮して，積極的な体温降下を図る。

Scene 52
環境障害
偶発性低体温

▶活動目的
①処置の優先順位を判断できる。状況把握→初期評価→病態判断。
②問診・観察から病態を判断しロード＆ゴーの判断ができる。病院選定ができる。
③偶発性低体温の病態を理解し，重症化を予見できる。

▷「第10版 救急救命士標準テキスト」→ pp.821〜823

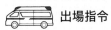 **出場指令** ○○市△△町××。50歳代男性。
□□駅前にて意識不明の模様。以下，詳細不明。

■病 態

軽度低体温では交感神経刺激によって頻脈・頻呼吸を生じるが，中等度低体温では徐脈・徐呼吸となり，重度低体温では呼吸停止や心室細動が認められる場合もある。

▶状況評価

現病歴	：朝，警備員が巡回中，ベンチにて意識がない傷病者を発見，救急要請（警備員談）。天候はくもり，気温は3℃，現在時刻は早朝5時。
接触時体位	：右側臥位（ベンチ）
既往歴	：不明
アレルギー	：不明
関係者	：警備員
時間経過	：要請から7分後救急隊到着
服薬	：不明
最終食事	：不明
備考	：メイン進入不可

▶所見・情報

主訴	：なし。
観察所見	：顔面蒼白，全身冷汗著明，呼気アルコール臭，心電図波形→R-R間隔の延長。
備考	：ベンチの近くにはビールの空き缶が数本転がっている。夜中雨が降り，衣服が濡れている。

▶バイタル

	接触時	容態変化① ―車内収容後―	容態変化② 傷病者が手技が乱雑だと感じた場合， 適宜バイタルを落とす。
JCS	Ⅱ－10	Ⅲ－100	Ⅲ－300
BP	92/40	86/－（触）	測定不可
HR	42（7）	36（6）	触知せず
RR	12（2）	6（1）	感ぜず
SpO₂	91	エラー	エラー
瞳孔	3（+）/3（+）	3（+）/3（+）	3（+）/5（±）
体温	32.1	32.0	32.0
心電図	R-R間隔の延長 J波	R-R間隔の延長 J波	Asystole
皮膚	冷感，蒼白	冷感，蒼白	冷感，蒼白

▶傷病者状態

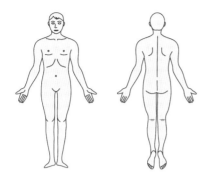

• 顔面蒼白
• 全身冷汗著明
• 呼気アルコール臭
• ECG：R−R間隔の延長，J波

▶観察のポイント

• 偶発性低体温はアルコール多飲の後，寝込んでしまうことで発生しやすい。
• 体温が32℃以下になると致死性不整脈をきたしやすい。

▶心電図波形変化

●J波（オズボーン波）

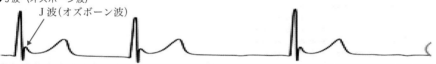

J波(オズボーン波)

≫ Advice

1．問診
2．観察所見からの鑑別診断
3．処置を行う場所の考慮
4．30〜45秒かけて行う，呼吸・脈拍の観察

• 初期評価で，呼吸を認めず頸動脈の拍動を触知しない，または，はっきり触知しない場合（致死的な外傷や明らかな死の徴候がない場合）は，心肺停止と判断して心肺蘇生を開始する。
• 偶発性低体温の傷病者は，心臓の易刺激性が高く致死性不整脈を生じやすいので，体位変換や気道管理などは愛護的に行うこと。衣服が濡れている場合は脱衣を行い，乾いたタオルで体表面を拭いて水滴を除去する。毛布などによる保温に努めて低体温の増悪を防止する。救急車内はあらかじめ暖めておく。電気毛布などを使った不用意な体表面からの加温は循環虚脱を招く恐れがあるため避ける。
・心肺停止傷病者の搬送医療機関としては，救命救急センターなどの三次救急医療機関あるいはこれに準じる二次救急医療機関および地域基幹病院を選定する。

Scene 53	▶活動目的

Scene 53

環境障害

熱中症②

▶活動目的
①処置の優先順位を判断できる。状況把握→初期評価→病態判断。
②問診・観察から病態を判断しロード＆ゴーの判断ができる。病院選定ができる。
③熱中症と脱水の病態を判断し，適切な対応ができる。

▷「第10版 救急救命士標準テキスト」→ pp.815～820

 出場指令　○○市△△町××。□□方急病人。56歳男性。
屋内作業場にて意識不明の模様。以下，詳細不明。

■病態

意識，体温および発汗の有無は，熱中症の緊急度・重症度を判断するうえで重要である。ただし，意識障害に高熱を伴う疾患，すなわち感染症（脳炎，髄膜炎），中毒（アスピリン中毒，覚醒剤中毒），脳卒中（脳出血，くも膜下出血），向精神薬による悪性症候群などは熱中症との判別が困難な場合がある。

▶状況評価

現病歴	：作業中，屋内作業場で倒れこみ痙攣しているのを発見し救急要請（同僚談）。天候は晴天，気温は21℃，屋内作業場は多湿で換気はされていない。
接触時体位	：右側臥位（ベンチ）
既往歴	：高血圧
アレルギー	：小麦，アトピー
関係者	：同僚
時間経過	：要請から7分後救急隊到着
服薬	：降圧剤（□□クリニック）
最終食事	：2時間前（同僚と食事）
備考	：メイン進入不可

▶所見・情報

主訴	：なし。
観察所見	：顔面紅潮，熱感あり，嘔吐痕あり，口腔内乾燥，皮膚乾燥，便失禁あり。
備考	：屋内作業場で4時間作業をしていた。作業場は換気されておらず，高温・多湿状態。水分はこまめに補給していた。最終目撃は30分前。高血圧の管理についてはわからない。

▶バイタル

	接触時	容態変化① —車内収容後—	容態変化② 傷病者が手技が乱雑だと感じた場合，適宜バイタルを落とす。
JCS	Ⅰ－30	Ⅲ－200	Ⅲ－300
BP	102/82	78/48	測定不可
HR	138（23）	156（26）	触知せず
RR	30（5）	36（6）	感ぜず
SpO₂	97	92	エラー
瞳孔	3(+)/3(+)	3(+)/3(+)	3(+)/5(±)
体温	39.5	39.6	39.0
心電図	頻脈	頻脈	PEA
皮膚	皮膚乾燥	皮膚乾燥	皮膚乾燥

▶傷病者状態

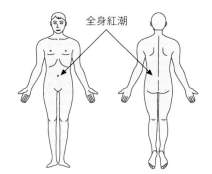

全身紅潮

- 全身紅潮
- 熱感あり
- 嘔吐痕あり
- 口腔内乾燥
- 皮膚乾燥
- 便失禁あり

▶観察のポイント

- 熱中症の診断は他覚的に簡単である。四肢の熱感，紅潮などが特徴的である。
- 体熱感があれば迅速な冷却に努める。

📠Memo・関連項目

表25　熱中症弱者

高齢者	理由：体内水分量が少ない。汗をかきにくい。気温の上昇への感度も悪く，喉の渇きを感じない傾向がある。エアコンを使いたがらない。持病がある。
既往歴	・高血圧〔利尿薬（脱水を招く），降圧剤（心機能抑制）〕 ・糖尿病（尿糖による多尿） ・精神疾患〔向精神薬（発汗抑制），社会との接触が少なく暑熱順化が不十分，暑さを気にしない〕 ・脳卒中後遺症 ・認知症（暑さを気にしない，対応しない・できない） 　など
日常生活	・身体的ハンディキャップ（活動性が低い） ・独居（家族の見守りがない，社会とのつながりが少ない） ・経済的弱者（エアコン設置なし，電気代が払えないなどの劣悪な住居環境，低栄養状態）

>>> Advice

1．問診：暑熱環境下における長時間の労作などや以前に熱中症にかかったことがあるかなどの確認
2．観察所見からの鑑別診断：アナフィラキシーや敗血症性ショックなどとの鑑別を行う
3．処置を行う場所の考慮：涼しい場所への移動，水をかける，冷水に浸漬する，扇風機であおぐなど

- 意識障害があれば医療機関へ搬送する。昏睡（JCS Ⅲ-300），腋窩温で40℃以上，収縮期血圧90mmHg未満の熱中症は最重症であり，死亡する危険が高い。
- 暑熱環境にいるときあるいは暑熱環境にいた後の体調不良では，常に熱中症を念頭において初期評価を行う。

Scene 54
熱 傷
熱 傷

▶活動目的
①処置の優先順位を判断できる。状況把握→初期評価→病態判断。
②問診・観察から病態を判断しロード&ゴーの判断ができる。病院選定ができる。
③熱傷の病態を判断し，適切な対応ができる。

▷「第10版 救急救命士標準テキスト」→ pp.760〜765

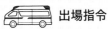 **出場指令** ○○市△△町××。火災現場。58歳男性。
傷病者がいる模様。以下，詳細不明。

■病 態

熱傷の病期にはショック期，リフィリング期，感染期，回復期がある。受傷から
8時間くらいはショック期にあり，その病態は循環血液量減少性ショックである。
また，感染期に入ると敗血症肺炎など，多臓器不全による死亡が多い。

▶状況評価

現病歴	：自宅（出火元不明）が火事となり救助隊によって居間で倒れていた傷病者が救助された。
接触時体位	：仰臥位
既往歴	：高血圧
アレルギー	：乳製品
関係者	：家人
時間経過	：要請から6分後救急隊到着
服薬	：降圧剤（□□クリニック）
最終食事	：4時間前
備考	：メイン進入不可

▶所見・情報

主訴	：なし。情報は家人より。
観察所見	：鼻毛焼失，口腔内スス付着，嗄声，顔面Ⅱ度熱傷（水疱），両前腕・上腕Ⅱ度熱傷（水疱）。
備考	：救助隊にて救助された。安全管理OK。警察が入っている。

▶バイタル

	接触時	容態変化① ―車内収容後―	容態変化② 傷病者が手技が乱雑だと感じた場合，適宜バイタルを落とす。
JCS	Ⅱ−20	Ⅲ−100	Ⅲ−300
BP	78/52（下肢）	92/58	測定不能
HR	128(19)	126(23)	触知せず
RR	30(5)	36(6)	感ぜず
SpO₂	99	92	エラー
瞳孔	3(+)/3(+)	3(+)/3(+)	3(+)/5(±)
体温	37.5	37.5	39.0
心電図	洞調律	洞調律	PEA
皮膚	紅潮・熱感	紅潮・熱感	紅潮・熱感

▶傷病者状態

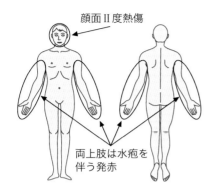

顔面Ⅱ度熱傷

両上肢は水疱を
伴う発赤

• 鼻毛焼失
• 口腔内スス付着
• 嗄声
• 顔面Ⅱ度熱傷（水疱）
• 両前腕・上腕Ⅱ度熱傷（水疱）

▶観察のポイント

• 顔面熱傷でススを伴う痰，嗄声があれば気道熱傷の合併を考える。
• 意識障害があればCO中毒の合併を考える。
• 上肢の水疱を伴う熱傷はⅡ度熱傷18％である。

🔲Memo・関連項目

表26　熱傷深度推定法

表　記		所　見	治癒までの時間
Ⅰ度（EB：表皮熱傷）		発赤のみ	1〜3日
Ⅱ度（真皮熱傷：2つに分ける）	浅達性Ⅱ度熱傷（SDB）	水疱形成，強い自発痛	2週間
	深達性Ⅱ度熱傷（DDB）	表皮剥離，水疱形成，鈍痛，知覚麻痺	3〜4週間
Ⅲ度（DB：皮膚全層熱傷）		白色で固く伸展性のない皮膚，疼痛なし，疼痛のない容易な抜毛	数か月（手術を要する）

(日本熱傷学会：熱傷深度推定法より)

≫ Advice

1．問診：鼻毛の焼失や嗄声など，気道熱傷の合併はないかを確認
2．観察所見からの鑑別診断：気道熱傷の診断と9の法則を用いて熱傷面積を迅速に判断
3．処置を行う場所の考慮

• **局所管理**
　熱傷面積が10％未満なら10〜15分程度の時間，熱傷創部を冷却する。四肢末梢では水道水を流したまま洗面器やバケツに患肢を浸す。この際，蛇口の水を創部に直接当てると表皮剥離を生じるため，当てないように注意する。顔面や体幹では水道水に浸して絞ったタオルやタオルでくるんだ保冷剤を患部に当てる。

• **保温**
　熱傷の傷病者は脱衣および過冷却による偶発性低体温症の危険がある。熱傷面積が10％以上の場合は冷却によって偶発性低体温症の危険があること，低体温による循環不全によって病態を悪化させる可能性があることから，冷却はしない。特に小児や高齢者は保温に注意する。

Scene 55 電撃症 電撃症	▶活動目的

▶活動目的
①処置の優先順位を判断できる。状況把握→初期評価→病態判断。
②問診・観察から病態を判断しロード＆ゴーの判断ができる。病院選定ができる。
③電撃症の病態を理解し，心肺停止を予見できる。

▷「第10版 救急救命士標準テキスト」→ pp.772〜773

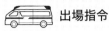

出場指令 ○○市△△町××。46歳の男性。
工事現場で作業中に負傷した模様。以下，詳細不明。

■病態

通電・感電・電気スパーク・アーク放電・落雷などによって生体に電流が流れて生じる損傷である。電撃症では飛ばされたり，衣服に着火して熱傷を受けたりする外傷や熱傷を総称して電撃症という。

▶状況評価

現病歴 ：工事現場で配線作業中に高圧電線に触れてしまった。
接触時体位：仰臥位
既往歴 ：狭心症，不整脈
アレルギー：小麦，アトピー
関係者 ：同僚
時間経過 ：要請から7分後救急隊到着
服薬 ：ニトロダーム（貼付薬）(□□クリニック)
最終食事 ：4時間前
備考 ：メイン進入不可

▶所見・情報

主訴 ：なし。
観察所見：右母指・示指に表皮剥離，水疱（電源部），頭頂部表皮剥離（接地部），右側胸部浅達性Ⅱ度熱傷，右橈骨動脈触知せず，後頭部に3cm裂創。
備考 ：工事は中断しており，警察も入っている。高圧電線は1500V直流電流である。接触時2m飛ばされた。

▶バイタル

	接触時
JCS	Ⅲ−300
BP	98/62
HR	102(17)
RR	6(1)
SpO₂	91
瞳孔	3(+)/3(+)
体温	36.5
心電図	QT延長
皮膚	蒼白，冷汗

▶傷病者状態

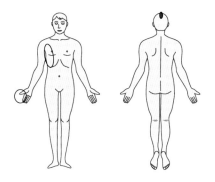

- 後頭部に3cm裂創
- 右母指・示指に表皮剥離，水疱（電源部）
- 頭頂部表皮剥離（接地部）
- 右側胸部浅達性II度熱傷
- 右橈骨動脈触知せず
- 電気の流入部と流出部を確認する

▶観察のポイント

- 電撃症では必ず電気の流入口と流出口が存在する。
- 体内を高圧電流が通電することでVFの発生や四肢末梢の熱傷をきたす。
- 四肢末梢のPMSチェックは肢の予後をみるうえで必要である。

▬Memo・関連項目

表27　電撃症を疑わせる身体所見

- 意識障害
- 説明のつかない四肢麻痺
- 橈骨動脈や足背動脈の触知不能
- 手掌や腋窩，鼠径部，膝窩部などの屈側面の熱傷
- 現場での呼吸停止，心停止
- 知覚異常
- 運動麻痺

≫ Advice

1．現場の安全管理：まず救助者の安全を確保し，電源が遮断されていることを確認
2．観察所見からの鑑別診断：四肢末梢のPMSをチェックする
3．処置を行う場所の考慮

- まず，状況評価を行って受傷機転を把握する。通報者や関係者，目撃者から現場の状況，電撃症の発生状況，傷病者の状態などの情報収集を行う。その際，電源を遮断したかどうかを必ず確認する。
- 初期観察において意識，気道・呼吸，循環動態に異常を認める場合は，生理学的異常による生命の危機が迫っているため，酸素投与を行い，意識状態の評価，気道・呼吸管理，循環管理を重点的に行う。必要に応じて補助換気または人工呼吸を行う。特に，頭部の通電によって顔面や口腔内の熱傷を生じている場合は，咽頭・喉頭浮腫による気道閉塞の危険がある。
- 全身観察において体表面に電撃傷や熱傷などの創傷を認める場合は，熱傷に準じた処置を行う。電気の入り口（流入部）と出口（流出部）を確認する。ただし，局所の処置よりも全身管理を優先する。

<table>
<tr><td rowspan="2">

Scene 56

産　科

急速遂娩

</td><td>

▶活動目的

①救急要請時の正産期による車中分娩の流れが理解できる。

②分娩介助方法・新生児管理・母胎管理・搬送の対応が理解できる。

③新生児の心肺蘇生法を実施できる。

</td></tr>
<tr><td>

▷「第10版 救急救命士標準テキスト」→ pp.415〜418, pp.665〜675

</td></tr>
</table>

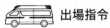 **出場指令** ○○市△△町××。□□方急病人。30歳女性。陣痛が強くなり動けなくなっている模様。以下，詳細不明。

▶状況評価

現病歴	：突然お腹が痛くなって起きた（要請の5分前に発症）。
接触時体位	：坐位
既往歴	：なし
アレルギー	：りんご，桃
関係者	：家人
時間経過	：要請から6分後救急隊到着
服薬	：なし。□□産婦人科にて経過をみてもらっている。
最終食事	：4時間前
備考	：メイン進入不可（玄関まで）

▶所見・情報

主訴	：痛い，苦しい。
観察所見	：妊娠40週・陣痛周期（間隔3分，発作40秒），陣痛開始時間（30分くらい前），破水なし，分泌物の状態（血清分泌少量），会陰部状態（膨隆なし），破水あり，羊水混濁なし（分娩時）。
備考	：1経妊，1経産。

容態変化①：
搬送中陣痛間隔1分発作50秒，いきみたがる，接触後5分。

容態変化②：
容態変化①から5分後分娩となる。

分娩後：母子ともに良好。

▶バイタル

	接触時	容態変化①	容態変化②
JCS	I−1	I−1	I−1
BP	100/72	130/90	138/100
HR	72（12）	108（18）	126（21）
RR	18（3）	24（4）	36（6）
SpO₂	98	99	99
瞳孔	3(+)/3(+)	3(+)/3(+)	3(+)/3(+)
体温	36.8	36.8	36.8
心電図	—	頻脈	頻脈
皮膚	—	—	—

▶分娩後バイタル

	分娩後
JCS	I−1
BP	138/100
HR	120（20）
RR	36（6）
SpO₂	99
瞳孔	3(+)/3(+)
体温	36.8
心電図	頻脈
皮膚	蒼白

▶新生児バイタル

	出生1分後	出生5分後
心拍数	150/分（2点）	130/分（2点）
呼 吸	強く泣く（2点）	強く泣く（2点）
筋緊張	四肢を活発に動かす（2点）	四肢を活発に動かす（2点）
反 射	泣く（2点）	泣く（2点）
皮膚色	四肢チアノーゼ（1点）	全身淡紅色（2点）
合計点数	9点	10点

▶観察のポイント

- 車内分娩で気をつけなければならないのが墜落分娩である。
- 経産婦では軟産道がやわらかく開大しやすく，いきみによって一気に児が娩出してしまうことがあるので，救急隊は処置を行うための十分な場所と資器材の確保が必要である。
- 特に，児が仮死状態で娩出された場合は口腔内を吸引し，十分な換気ができるように処置を行う。

≫ Advice

- **問 診**
通常，妊婦は特定の産婦人科に通院して健診を受けている。その医療機関名，分娩既往回数，分娩予定日と現在の妊娠週数（妊娠週数が不明な場合は母子手帳で確認），妊婦健診での特別な異常（切迫早産，前置胎盤，妊娠高血圧症候群など）が指摘されていないかを確認する。腹痛があれば，持続的な痛みか，陣痛のように周期的な痛みかを確かめる。性器出血の有無と程度，破水感の有無を尋ねる。破水感がある場合は歩行を禁じる。

- **観 察**
通常の傷病者と同様に，まずバイタルサインを確認する。妊娠によって循環血液量が増えており，大量に出血しても血圧低下を認めないことがあるので，頻脈に注意する。不安感の強い妊婦では，陣痛が強くなるにつれて過換気症候群になりやすいので，呼吸状態にも注意する。

- **搬 送**
妊娠末期の妊婦を仰臥位のままにしておくと，大きくなった子宮によって下大静脈が圧迫されて静脈還流量が低下し，血圧が低下する仰臥位低血圧症候群を起こしやすい。それを防ぐため，左側臥位または枕や毛布などを使って，右側を高くするように傾けた体位とする。分娩が差し迫っていて，どうしてもいきみが止められない場合，妊婦が排便したいと訴えた場合，何かが出てきたと訴えた場合は会陰部を観察する。

<table>
<tr><td>

Scene 57

産　科

新生児仮死

</td><td>

►活動目的
①救急要請時の正産期による車中分娩の流れが理解できる。
②分娩介助方法・新生児管理・母胎管理・搬送の対応が理解できる。
③新生児，周産期における病態を理解し，心肺蘇生法を実施できる。

►「第10版 救急救命士標準テキスト」→ pp.415〜418, pp.665〜675

</td></tr>
</table>

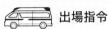 **出場指令**　○○市△△町××。□□方急病人。33歳女性。
陣痛が強くなり動けなくなっている模様。以下，詳細不明。

►状況評価

現病歴	：生まれそうだ（要請の5分前に発症）。
接触時体位	：右側臥位
既往歴	：なし
アレルギー	：ハウスダスト
関係者	：家人
時間経過	：要請から10分後救急隊到着
服薬	：なし。□□産婦人科に経過をみてもらっている
最終食事	：4時間前
備考	：メイン進入不可（玄関まで）

►所見・情報

主訴	：痛い，苦しい。陣痛が強くなり動けなくなる（問診時に本人回答）。
観察所見	：妊娠37週，分娩2回，陣痛周期（間隔2分，発作40秒），陣痛開始時間（16時），破水あり，羊水混濁あり，会陰部状態(膨隆あり)。新生児仮死状態。
備考	：3経妊，2経産。
容態変化①：	いきみ止まらない。排臨あり，傷病者接触から3分後。
容態変化②：	容態変化①から10分後，発露がみられる。
分娩後：	母子ともに良好。

►バイタル

	接触時	容態変化①	容態変化②
JCS	I−1	I−1	I−1
BP	148/90	148/90	148/92
HR	84 (14)	120 (20)	126 (21)
RR	24 (4)	24 (4)	30 (6)
SpO₂	98	99	99
瞳孔	3 (+) / 3 (+)	3 (+) / 3 (+)	3 (+) / 3 (+)
体温	37.8	37.8	37.8
心電図	―	頻脈	頻脈
皮膚	―		

►分娩後バイタル

	分娩後
JCS	I−1
BP	138/100
HR	120 (20)
RR	30 (%)
SpO₂	99
瞳孔	3 (+) / 3 (+)
体温	37.8
心電図	頻脈
皮膚	蒼白

▶新生児バイタル

	出生1分後（吸引後）	人工呼吸30秒後	CPR 2分後
心拍数	60/分（1点）	60/分（1点）	90/分（1点）
呼 吸	弱い泣き（1点）	弱い泣き（1点）	弱い泣き（1点）
筋緊張	四肢を少し曲げる（1点）	四肢を少し曲げる（1点）	四肢を少し曲げる（1点）
反 射	顔をしかめる（1点）	泣く（2点）	泣く（2点）
皮膚色	中心性チアノーゼ（0点）	中心性チアノーゼ（0点））	中心性チアノーゼ（0点）
合計点数	4点	5点	5点

▶観察のポイント

- アプガースコアとは，出生1分後と5分後に新生児の状態を判定するもので，主に新生児仮死の指標とされる。
- アプガースコアは，皮膚色，心拍数，反射，筋緊張，呼吸の5項目で判定する。

	2点	1点	0点
Appearance 皮膚色	全身ピンク	体幹はピンク 四肢(手足先)にチアノーゼ (紫色がかっている)	全身蒼白またはチアノーゼ
Pulse 心拍数	100以上	100以下	0（なし）
Grimace 刺激による反射	泣く	顔をしかめる	反応せず
Activity 筋緊張	四肢を活発に動かす	四肢をやや曲げる	だらりとしている
Respiration 呼 吸	活発(強く泣く)	困難(弱々しく泣く)	なし

- 7〜10点が正常，4〜6点が軽度仮死（第1度仮死），0〜3点が重度仮死（第2度仮死）と判断される。

≫ Advice

- 出生直後の気道確保・呼吸促進の処置にもかかわらず，新生児がぐったりしていて呼吸がみられない場合や心拍数が100/分に満たない場合は，出生1分後のアプガースコアの評価を待たずに，次の処置を開始する。
- 口腔内，鼻腔内を軽く吸引した後，BVMで胸の上りがみえる程度の送気を1回1秒かけて2回続ける。この送気は酸素でなく空気でよい。新生児の呼吸器は小さく破裂しやすいので強く吹き込んではならない。
- この2回の送気の後，新生児の呼吸，心拍が正常（100/分以上）になったかを確認し，いずれも正常なら処置を中止する。心拍動が認められない場合は胸骨圧迫を開始する。徐脈であっても心拍動を認めるが，自発呼吸を認めない場合は人工呼吸を開始して30秒後に呼吸と心拍動が正常になったかを確認し，いずれも正常なら処置を中止する。心拍数が100/分に満たない場合は人工呼吸を継続。心拍数が60/分未満の場合は胸骨圧迫を開始する。

【p. 115…Scene51】

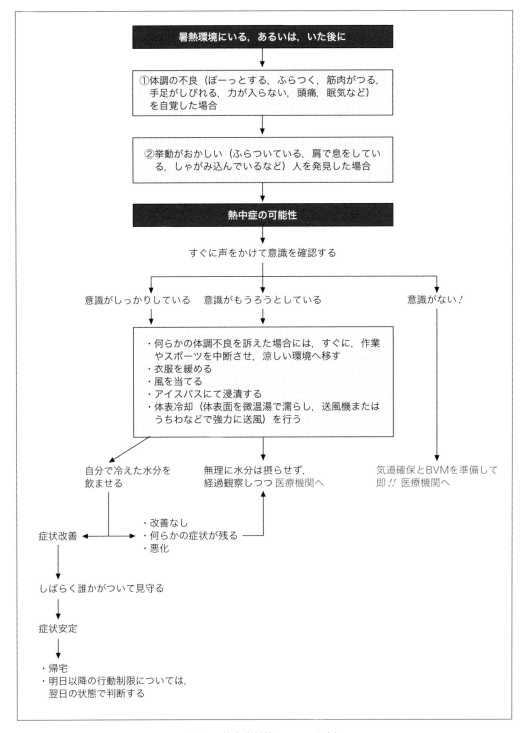

暑熱環境にいる，あるいは，いた後に

①体調の不良（ぼーっとする，ふらつく，筋肉がつる，手足がしびれる，力が入らない，頭痛，眠気など）を自覚した場合

②挙動がおかしい（ふらついている，肩で息をしている，しゃがみ込んでいるなど）人を発見した場合

熱中症の可能性

すぐに声をかけて意識を確認する

意識がしっかりしている　意識がもうろうとしている　　　　　　　　意識がない！

・何らかの体調不良を訴えた場合には，すぐに，作業やスポーツを中断させ，涼しい環境へ移す
・衣服を緩める
・風を当てる
・アイスバスにて浸漬する
・体表冷却（体表面を微温湯で濡らし，送風機またはうちわなどで強力に送風）を行う

自分で冷えた水分を飲ませる　　無理に水分は摂らせず，経過観察しつつ 医療機関へ　　気道確保とBVMを準備して即!! 医療機関へ

・改善なし
症状改善　◀　・何らかの症状が残る
・悪化

しばらく誰かがついて見守る

症状安定

・帰宅
・明日以降の行動制限については，翌日の状態で判断する

図14　熱中症対策マニュアル例

救急救命士のための想定訓練シナリオ集 第 2 版

―国家試験想定問題をシミュレーションする―

定価 2,970円（本体 2,700円＋税10%）

2016年11月 1 日　　第 1 版第 1 刷発行 ⓒ
2019年 2 月25日　　第 1 版第 2 刷発行
2021年 8 月20日　　第 2 版第 1 刷発行
2024年 3 月 1 日　　第 2 版第 2 刷発行

医学監修	田中秀治
著　者	髙橋宏幸
発行者	濵田耕吉
発行所	株式会社 晴れ書房
	〒102-0072 東京都千代田区飯田橋1-7-10
	電話 03-6256-8895　FAX 03-3222-1577
	http://www.hareshobo.co.jp/
印刷・製本	三報社印刷 株式会社
本文イラスト	加々美 幸，他
表紙・カバー・本扉デザイン	株式会社 デザインコンビビア